阅 读 成 就 思 想……

Read to Achieve

U0386454

徐凯文的
心理创伤课

冲破内心的至暗时刻

Trauma

Breakthrough the Darkest Moments of the Heart

徐凯文／著

中国人民大学出版社
·北京·

图书在版编目（CIP）数据

徐凯文的心理创伤课 ：冲破内心的至暗时刻 / 徐凯文著. -- 北京 ：中国人民大学出版社，2021.6
ISBN 978-7-300-29411-7

Ⅰ．①徐… Ⅱ．①徐… Ⅲ．①精神疗法②心理干预
Ⅳ．①R749.055②R493

中国版本图书馆CIP数据核字(2021)第099512号

徐凯文的心理创伤课：冲破内心的至暗时刻

徐凯文　著

Xukaiwen de Xinli Chuangshangke ：Chongpo Neixin de Zhian Shike

出版发行	中国人民大学出版社				
社　　址	北京中关村大街 31 号		**邮政编码**	100080	
电　　话	010-62511242（总编室）		010-62511770（质管部）		
	010-82501766（邮购部）		010-62514148（门市部）		
	010-62511173（发行公司）		010-62515275（盗版举报）		
网　　址	http://www.crup.com.cn				
经　　销	新华书店				
印　　刷	天津中印联印务有限公司				
开　　本	890 mm×1240 mm　1/32		**版　次**	2021 年 6 月第 1 版	
印　　张	7　插页 1		**印　次**	2025 年 4 月第 8 次印刷	
字　　数	150 000		**定　价**	59.00 元	

版权所有　　　侵权必究　　　印装差错　　　负责调换

从噩梦中重生，在创伤中成长

最初接触心理创伤治疗是在 2002 年夏天，在我的导师钱铭怡教授的支持下，我参加了在北大举办的国际心理创伤治疗项目，那年夏天发生了北大山鹰社的山难事件。那年夏天，理论和灾难性的创伤实例在同一时间摆在了我的面前。而时隔近 20 年以后，我的关于心理创伤的第一本书就要面世了。

2006 年，我第一次在咨询中遇到典型的复杂性创伤所致的解离认同障碍（多重人格障碍）的来访者，这一个案我前后进行了四年的治疗，使我在心理创伤治疗中学习和积累了很多，而病人总是医生最好的老师。

2007 年，经北京监狱管理局医院左月侠大夫的介绍，我开始对监狱服刑人员进行心理创伤研究和反社会型人格障碍的矫治工作。

在恩师钱铭怡教授的指导下，我和我的同门王雨吟、李松蔚、张黎黎、官锐园等人一起完成了对近3000名服刑人员的心理测评、百余人的心理访谈以及一系列实验研究和团体干预，最终完成了我的博士论文《反社会人格障碍的共情缺陷及其干预研究》。

在这些工作的基础上，从2011年起，我在北大开设了《心理创伤治疗》的研究生课程，自2014年又开设了《灾难心理学》的本科生课程。

今天，根据我此前课程的部分讲稿，写成本书。

心理治疗只是一种用来帮助人的理论和技术吗？

2013年12月，我第一次成为心理创伤受害者的专家证人。我的学生李楠告诉我，河南省南阳市桐柏县有一位小学教师，在其任教的学校教室内，先后对该校一、二、三年级多名幼女实施强制猥亵和性侵犯。她们的律师吕孝权希望得到我的帮助，对这些孩子所遭受的心理创伤进行评估和鉴定，并给出治疗方案。这是我第一次阅读厚厚的卷宗，我读到的不仅仅是滔天的罪行，也是这些留守女童所遭受的非人的伤害。2014年，在宁夏回族自治区银川市灵武县，又有12名学龄前的留守女童被学前班的教师性侵犯。我和我的学生李楠、布菲去探望和评估了这十二个仅仅六七岁的孩子。乍一看，她们和平常的孩子并无两样，活泼可爱，但真正和她们接触以后，便可以观察到性创伤在她们幼小的心灵上留下的深深的痕迹：严重的回避行为、噩梦、闪回、惊恐、解离和麻木。有的孩子在被侵犯后，几乎不再说话。

2007 年至 2009 年，我曾经在北京监狱做了三年的研究和干预工作。有一位强奸犯通过心理矫治有了明显的进步。有一天他告诉我，此前他浑然不觉自己的行为是犯罪，而是觉得自己平时对那个女孩挺照顾的，那次就是"玩一下"。但经过基于共情缺陷的心理治疗后，他突然开始悔过，是因为他从家人处了解到被他强奸的女孩在案发后全家都搬离了世世代代生活的村庄。原因是女孩被强奸的经历使得她全家在村子里都抬不起头来。

我曾经为喧哗一时的李某某案的受害者 Y 姑娘的心理咨询师做过创伤治疗的督导。伴随整个案件审理过程的心理咨询所遇到的最大的挑战就是公众对 Y 姑娘的质疑甚至羞辱。在开庭前大约一周的时间，Y 姑娘突发危机心理崩溃入精神科专科医院治疗，原因就在于有无耻之徒将本应该严格保密的 Y 姑娘的个人、家庭信息在网络上公之于众。那一刻我深深体会到鲁迅先生在 20 世纪初的第一篇白话文《狂人日记》中所说的吃人。这些无良的律师、爆料者以及对性创伤受害者报以歧视、无端怀疑的围观者所造成的伤害甚至超过了性创伤本身。关于这一点，本书也将进行详细阐述。

河南南阳的留守儿童性侵案，在我所出具的专家证词中，提出了受害儿童接受系统心理治疗的方案，并据此提出受害者精神赔偿的依据。最终，受害的儿童获得了 130 万的赔偿，加害者被判死缓。

宁夏灵武的回族留守儿童性侵案，为了尽可能减少文化歧见对这些六七岁孩子的影响，我也建议这些孩子需要改变居住环境，搬迁到其他地方生活。支持法官做出公正的判决，同时为这些孩子提供更进一步的心理帮助——这大概是心理健康工作者需要去做的工作。文化歧见，是心理创伤受害者难以康复的最重要原因之一。也是基于此经历，我指导了我的学生潘柳进行了《强奸文化歧见对性创伤受害者影响》的系列研究。

人的一生，会经历各种跌宕起伏，会遇到形形色色的人，有时欢喜，有时挫败。大概，人人都有心理创伤。这些创伤可能是我们经历的亲人的丧失，我们生命中所爱和爱我们的人离去了；也可能是天灾，无论是 2008 年的汶川地震，还是 2020 年全球经历并且还在经历的新冠疫情，这样的灾难和创伤甚至改变了国家和世界；更可能是我们日常生活中人际间的创伤和挫折。在我的《心理创伤课》和《危机干预课》中，也常谈到这样的思考，人生总是危险与机遇并存，没有谁喜欢创伤，创伤如一场场噩梦般。但如果真是无法避免，我们去积极地去应对创伤，也许会将危机转化为机遇。

过去的一年多时间，我们经历了前所未有的全球性疫情。从心理创伤的角度，我们怎么去看待这样一场病毒感染导致的特殊危机，而且是一场无孔不入的危机？现在的防疫措施之严，包括隔离措施之严都是前所未有的。我们似乎一直在将新冠病毒视为人类的大敌并与它斗争。但是从另一方面看，"新冠君"有没有什么积极的东西或许可以对人类有帮助呢？

人类通常比较容易看到危机当中问题的部分，也就是危险的部分，但很少或者很多时候不太能够看到其中蕴含的巨大的机遇，而如果我们只关注危险本身，而看不到机遇的话，就可能会被一时的困难所击倒。即使中国在抗疫方面是全世界做得最好的国家，但我们依然不能说我们现在已经完全战胜病毒了。因为病毒存在的时间可比人类的历史长多了，就算人类灭绝（当然不会啊），大概病毒也会继续存在于地球上。

所以新冠疫情放到整个地球或者人类历史上来讲，是一件很正常的事情，它一定会发生。因为就是会有各种各样的病毒存在，并不断地演化变异，所以每隔一段时间就会有一种病毒非常厉害。微生物和人类的关系，就是长期并存的。

但为什么它又是个改变的契机呢？

我从事心理健康工作有 24 年了，而且越来越忙。前几年，每年元旦的时候，我都会立一个 flag，比如今年我要控制出差次数在 10 次以内，尽量留在北京，多陪家人。

但我没有一次达到过目标，因为工作越来越多。这些年来，唯独去年达成了这个目标，且只出了一次差。所以这个多年没有实现的 flag，新冠君却让我轻松完成了。

再举一个例子，因为平时缺乏锻炼，所以我的身体状况其实不算很好，每年不可避免会有几次感冒发烧。但是从去年疫情开始至今，由于一直戴着口罩，结果不仅防住了新冠病毒，也防住了其他感冒病毒，因此我从去年到现在一次都没有感冒过，这也是一种辩证法吧！

这个变化，从消极的角度来说是一种集体创伤，但是从另一个层面上来说，在生活方式上确有有利于健康的一面。所以危险和机遇往往是一种并存的关系。从一个心理危机干预专家的角度来说，我在干预危机的时候，更多的是要看改变的机遇和可能，所以危机的发生是有其必然性的，但其同时也是促进改变的最佳契机。

近年来常读王阳明，我想一个出身名门望族，从小才名满天下的贵公子，如果没有因反抗权宦刘瑾而被贬去当时的荒蛮之地贵州龙场的经历，是不会有龙场悟道，乃至此后文治创立心学，武功平定大乱的人生蜕变的。尽管我们总是不知道明天会有怎样的意外发生，但无论发生怎样的意外，我们都可以借事炼心，从挫折和创伤中获得成长乃至蜕变与升华。人生如果平安顺利，心想事成自然是最好。我们也要感恩，其实并非所有的成功都只是个人努力的成果；我们要感恩父母、爱人的支持，感恩师长的指引，感恩国家和时代给我们的机遇；即使是那些可能阻碍或伤害你的人，也或许是命运派来助你成为更好的自己的。

2021年初春，在我的本命年出版了这本小书，也感谢中国人民大学出版社的王立军、张亚捷两位老师一直以来的敦促，没有他们的积极倡议和编辑工作，这本书也是难以问世的。

徐凯文

2021 年初春

于北大肖家河教师小区

第 1 章

常见的心理创伤

什么是心理创伤

人人都经历过糟糕的事情，这些创伤会对我们产生很大的影响。以我做咨询工作的临床经验，我发现，几乎所有的个案，只要建立了良好的关系，深入下去都会碰触到心理创伤。

就心理咨询和心理学而言，心理创伤治疗是一个比较特别的领域。因为当我们谈到心理咨询、心理治疗的时候，我们会说这个人得了抑郁症、强迫症，或者他可能有人格障碍。但它们都只是提出问题的结果，而不是原因。而由心理创伤所致的心理障碍的病因就非常明确。一个人出现的症状是由他所经历的一些特定的创伤事件所引发的，所以他的病因就比较明确。而且在我们很好地处理了他的创伤以后，他是能够从强烈的心理创伤中走出来的。所以我想说的是，心理创伤和症状的关系是比较清楚、明确的，并非基于理论上的推论，而是有现实基础的。

除此之外，创伤本身还有非常深厚的内涵，在一定意义上是超越心理学理论的。比如像抗日战争这样的历史性创伤会对整个民族和世界产生影响。"9·11"事件也已过去整整 20 年，但依然在影响当今社会发展和国际关系，而类似的创伤事件几乎每天都在发生，比如洪水、地震。创伤涉及的面很广，伴随着人类发展的整个历史。我们全球正在经历的新冠疫情更是如此，这场灾难造成的心理创伤已经改变了整个人类的历史。

我不想仅仅从创伤治疗的角度来探讨这一问题，而是希望能跟读者一起来探讨更广阔的、跟每个人都有关系的心理的天地，这有助于我们更好地认识自己和帮助周围的人。此外，我也会不可避免地谈及很多有关创伤的知识和案例。由于人人都可能有心理伤痕，因此哪怕是谈及别人的创伤，也可能会唤起我们自己的创伤记忆，即使没有那么清晰，但还是会有些许苦楚。如果这种痛苦超出你的承受能力，你可以暂停阅读这本书或者寻求专业心理咨询的帮助。

每个人在出生的时候，都是一个可爱的小婴儿，即使是如希特勒、东条英机这样恶魔般的人物，在来到这个世界上时，身上也完全没有恶魔的影子。那么究竟是什么因素使得有些人成为济世的、仁慈的助人者，而有些人成为杀人犯，甚至对国家、民族和人类犯罪的人呢？我是在监狱里进行的博士论文研究，研究的主题是反社会型人格障碍。在西方的教科书中，反社会型人格障碍被认为是不可能被治疗的。在我参加的国外专家的案例督导中，他们都认为治疗反社会型人格障碍是一件不可思议的事情。因为反社会型人格障碍似乎是人性之恶，似乎是天生的、不可改变的。但是无论是我的研究还是实践都告诉我，人性是客观存在的，只不过由于一些因素，有时人性会被磨灭，人会变得隔离，变得异常残忍，当然也会变得非常危险。

这其中最重要的原因是什么呢？如果让我回答的话，我会说是由于心理创伤。一个人所经历过的心理创伤及让其遭受创伤的环境扭曲了他的心理，使他变成一个情感隔离、没有共情能力、极其没有安全感的人，所以他要通过攻击行为，通过伤害他人来维系自己的安全感。这大概是心理创伤对人的一个重要影响。

从另一个层面来讲，当一个国家和民族经历了整个民族的、历史性的创伤时，比如说我们经历了 1840 年以后屡次被侵略这样一个半殖民地半封建的时代，比如说有的国家经历了革命，原来的一切秩序都被推翻，人们可以无法无天地去伤害他人，等等，在经历了这样的事情之后，我们对这个世界、对自己、对他人的看法都会发生巨大的变化。如果这种变化恰巧发生在一个特别有能力、有政治或军事天才的人身上，就可能会酿成不可估量的恶果。所以这或许是我们需要理解心理创伤对人的影响的另一个原因：它不仅会导致心理障碍和痛苦的产生，而且还会对周围人、对国家和民族产生影响。

心理创伤的类型

天灾带来的创伤

天灾包括洪涝、飓风、地震、火山爆发、海啸和泥石流等。我国幅员辽阔，地形复杂，几乎每年都会发生重大的灾害性事件。

2016 年 5 月，我和我的合作伙伴还有一些学生回了一趟汶川映秀。我们此行的一个重要目的就是去回访失独家庭。在我看来，汶川地震后的心理救援大概是人类历史上最成功的一次重大自然灾害之后的心理救援。汶川地震的灾后重建，包括心理救援工作做得都非常成功。尽管我不认为我们专业心理工作者在其中发挥了最重要的作用，但这次回访的发现还是令我非常震惊。这些失独家庭在地震中失去了自己唯一的孩子，虽然已经过去了八年，但他们所受的创伤依然清晰可见，而且还在持续发酵。我看到的最严重的一个个案是，父母因为孩子的突然离去而双双自杀。好一些的情况是，父母双方陷入了严重的创伤和创伤后应激障碍中，八年都没有痊愈。即使是情况最好的个案，也还是能够看到创伤在受害者身上留下的影子。对此我很惭愧，实际上这样的人群是最需要帮助的，但是我们心理工作者并没有真正为其提供特别直接和系统的帮助，这是我们今后的工作中必须反思和改进的地方。

2018 年，汶川地震 10 周年之际，我又去回访了这 10 个失独家庭，发现其中那些经历了失独创伤、在八周年的时候还有非常严重的创伤后应激障碍和抑郁症甚至自杀倾向的个案，发生了积极的改善，尽管他们没有经过任何心理干预和治疗。从中我发现社会支持和好的社会保障政策起到了非常关键的作用。

人祸带来的创伤

实际上对我们影响较大的并不是天灾，而是人祸。人所受到的更大的伤害，从数量、严重程度和普遍情况来看，人祸或许是更主要的。一方面，人与人之间的伤害比天灾更常见；另一方面，当天灾发生的时候，我们会更多地把它归因为不可抗力，而不是我们自己做错了什么事情，因此自我否定和自我谴责会比较少。而且，天灾不是针对某个人的恶意，但人祸往往针对的是某个具体的个体，因此对人的安全感的摧毁、对人的亲密关系的影响会来得更强烈。

常见的人祸包括战争、被追杀、被绑架、目睹他人死亡、失去自由、被性侵、遭受家庭暴力和虐待，这些对人的影响都很大。我们所接触的绝大多数心理咨询个案，如果深入下去，都会发现创伤的存在，而且基本上都是人际创伤。人际创伤对人造成的影响大概是很难估量的。我接下来会进行详细的解读，包括我们性格、人格上的改变，往往都是由早期心理创伤所致。

性创伤

不管是在心理咨询中还是在现实中，有一类受害者很常见，那就是性侵犯的受害者。我要跟大家说一组 2005 年发表在《科学》（Science）杂志中的数据，该权威数据能够跟其他数据相互印证，还是非常靠谱的，简单讲，在人群中有 15%~20% 的女性、5%~10% 的男性在成年之前曾遭受过性创伤。2002 年，当我第一次听到类似这样的数据时，我感到非常惊讶，觉得资本主义真的是万恶之源，不然怎么会有那么高比例的孩子受到这样的侵犯。但是，我们在国内做的研究显示，情况同样如此。

性创伤是人群中非常常见的创伤类型，不过需要强调的一点是，性创伤的特殊之处在于，几乎所有其他心理创伤的受害者都会得到周围人、社会的支持和理解，但是性创伤的受害者会被污名化，会被鄙视、被歧视，甚至被攻击和伤害。所以对于性创伤的受害者，我们需要给予更多的同情、理解和支持。我在咨询中会秉持这样一个基本原则，即如果我的来访者在咨询中报告她/他有过性创伤的经历，那我绝不会怀疑。不能质疑他或她为什么会受到性侵，究竟有没有被性侵，因为这样的质疑本身就是伤害。前些年发生的《南方都市报》记者性侵实习生的事件就非常典型，你会发现居然有很多人质疑受害者：你怎么那么愚蠢，为什么不懂得自我保护，为什么会跟一个男人去陌生的地方，等等。我们完全没有考虑一个在体力、心理上都处于弱势的女性受到了性侵犯的事实。性侵犯的受害者往往会因此产生非常严重的心理创伤，这也是很多人格障碍的根本成因之一。后面我们会专门讨论性创伤对我们的影响。

性创伤给受害者带来的长期影响是非常严重的。美国曾经有一项研究表明，即使是在性创伤事件发生 30 年以后，也还有大约三分之一的受害者生活在对创伤的恐惧中，不仅完全没有康复，而且甚至还更严重。所以对性创伤受害者的同情和帮助是非常重要的。

我再给大家呈现一组数据：在一般女性中，受过童年虐待的比例是 15%~20%，而在性工作者当中，受过童年虐待的比例则高达 50%~90%，高于一般人群三倍以上，其中遭受过童年期性侵的比例也非常高，高达 40%~80%。那么为什么一个人在童年期经历了性创伤，成人之后就会卖淫或从事性交易呢？实际上，她们的这种行为就是为了克服自己的心理创伤，也就是说，在两性关系中变被动为主动。这在某种程度上就是一种修复心理创伤的尝试，但是她们用这样的方式企图修复心理创伤只会导致更大的伤害，因为卖淫和性交易会让她们更加否定和贬低自我。因此，下面这组数据我们就不难理解了：一项国外的研究显示，卖淫和从事性交易的人的创伤后应激障碍（PTSD）的患病率高达 68%，远高于普通人群。

情感忽视和躯体忽视带来的创伤

除此之外，发生在亲密关系中的情感忽视和躯体忽视对我们的伤害也很大。情感忽视是指你的父母不爱你；躯体忽视是指不管你是死是活、痛不痛苦、生没生病，都没有人关心你。这两类创伤在什么情况下更严重呢？就是当在一段亲密关系中，有多重创伤同时存在时。比如父母既打骂又羞辱自己的孩子，这就既有躯体上的虐待又有身体上的虐待，这种多重的创伤对人的伤害非常大。

尤其是当施虐者本身脾气特别暴躁、情绪不可控的时候，其所带来的创伤往往会更加严重，因为它不可预测，而且没有规律可循。所以我有时会对那些克制不了自己的家长说："如果你实在克制不了自己的行为，那你能不能有规律地打孩子，你至少每周在固定的时间打他，其他时间不要动手。"当然这是一句玩笑话，我不是鼓励他打孩子。我的意思是，当孩子对伤害有预期的时候，这个伤害要相对容易忍受一些。如果刚刚还是晴空万里，突然就乌云密布，突然父母就暴怒地攻击孩子，那这种伤害会更加严重，会让人感觉更加失控和痛苦。如果父母伤害孩子的行为是恶意的，比如他今天就是单纯的心情不好，就是想伤害你，甚至以你的痛苦为乐，那这种伤害还要更严重。这些创伤会长期影响我们此后的人生及亲密关系。所以有时，你会发现自己突然就情绪崩溃了，不知道哪个点就被"点着"了。我们说这些就是创伤的线索，当过去的记忆被唤起的时候，你的反应可能会非常强烈，与当下的情景并不相符，这种反应实际上就是创伤的结果。

依恋创伤

尽管我们一般不直接把依恋创伤列入创伤类型中，但是我们也注意到，《精神疾病诊断与统计手册（第5版）》（DSM-5）也越来越重视这一方面。例如留守儿童所经历的体验，尽管他们没有挨打受骂，没有被直接伤害，但是他们丧失了与父母之间的亲密关系，没有得到养育者的照料，由此产生的创伤就是依恋创伤。所以早期的寄养经历会给人造成很大的负面影响。

关于这一点，我还想多说一些。依恋问题不仅存在于农村留守儿童身上，城市精英家庭的孩子同样会有依恋创伤问题。因为他们的父母"事实上存在，但心理上缺位"。也就是说，他们的父母要忙于事业，对他们疏于照顾和陪伴，这给他们造成了很多心理上的影响。

替代性创伤

替代性创伤的意思是，你并没有亲身经历创伤事件，你本人没有经历生死，你的家人也没有经历生死，但你目睹了别人经历生死，并因此同样受到了极大的影响和创伤。原因很简单，因为人性的本质在于我们有共情的能力，即当你看到别人痛苦时，你也会感到痛苦。

曾经有这样一个视频在网络上疯传：

一个父亲给他的孩子讲一则狼吃羊的故事，小孩哭着对父亲说："不要让狼来吃羊，因为羊会痛。"

一个这么小的孩子，他就能感受到羊的感觉，他在说"羊会痛"时都哭出来了，这就是人性中本质的东西。我们不需要亲身经历一些事情，我们只要听到、谈到或者目睹别人痛苦就也能感受到这种痛苦。

"9·11"事件中受伤害最深的还有消防队员。他们冲进双子塔大厦救人，结果很多人被埋在了废墟中，并因此献出了宝贵的生命。救援本身也是有危险的！然而，在重大灾难事件发生之后，那些从事救援工作的人还容易受到另一种伤害，即替代性创伤。

下面讲一个我自己的例子来说明替代性创伤。

2008 年汶川地震时，我第一时间前往灾区参与灾后救援工作。5 月底我回了北京，从北大西门外的研究生宿舍进入北大要过一个红绿灯，我就在那儿等红绿灯。北大西门就是毛主席题词的那个古色古香的门，是个著名的旅游景点。一年 365 天，就连大年初一都有人在那里拍照留影。那天也是游人如织，这对我来说是一个司空见惯的场景。但那时，我刚从灾区回来，脑子里充满了残垣断瓦、伤者还有他们失去亲人的悲痛，所以当我在等红绿灯时看到风和日丽、阳光灿烂、蓝天白云，以及游人还是一如既往地在北大西门拍照时，我突然有一种非常不真实的感觉，这种感觉就像眼前蒙了一层毛玻璃。我觉得我是在看电影，而不是在亲身经历，我不觉得自己活在此时此地。

从创伤、精神症状的角度来说，这样的症状叫作非现实感或现实解体。这实际上也是一种创伤后的反应，是一种解离症状。顺便说一句，当时所有从地震灾区回来的人都产生了一种强烈的内疚感，觉得自己做的不够，都想拼命工作，这种内疚感驱使我们不照顾好自己的身心。

我想再讲一件事：

有一位名叫雷达的心理援助者，他是一名四川成都的心理咨询师，有自己的工作室。汶川地震发生后的当天下午，他就只身前往都江堰参与救援工作，后来又为灾区群众进行心理辅导。由于长时间睡眠不足和劳累，他在 6 月 8 日夜间行车时发生了交通事故，第二天上午 10 点抢救无效去世了，那时他的孩子还没有出生。

他遇难的原因是长期疲劳工作、疲劳驾驶。但我认为，这也是替代性创伤的表现和结果。替代性创伤会改变我们的心理状态，使我们不自觉地做一些伤害自己的事情。这类创伤不仅存在于灾难发生之后，当你在日常生活中看到别人痛苦时，你同样会受伤。

再举一个有点极端的例子，还是跟汶川地震救援有关：

当时我从汶川回京，中央电视台《新闻周刊》的两位记者来采访我。两位记者一位负责提问、编辑，一位负责摄影。结果他们两人当着我的面就发生了严重冲突，这位摄影记者不断地攻击他的领导——编辑记者，还把他的领导轰出去了。我当时觉得这个人怎么脾气那么大，然后他突然说了一句话，让我一下子明白发生了什么事情。这位摄影记者问我："徐老师，一会儿我能跟你谈一下吗？"我问他："你是不是刚从汶川前线回来？"他告诉我，他是央视最好的摄影记者之一，地震发生时，他也是央视离灾区最近的摄影记者，于是他立即跟着部队前往最危险的地方。他告诉我说，他知道这是人类历史上最惨重的一次自然灾害，造成的后果极其严重，难以想象有多少人遭了难，所以他是在用镜头记录下整个这段历史。他记录了很多非常悲惨的画面，他仅仅是跟我描述这些画面，就能让我现在回想起来还觉得非常难过。他在灾区工作的前两周没有任何问题，但是，当他被替换下来回到北京后，就出现了严重的睡眠障碍——一闭上眼睛就会看到那些可怕的画面。你要知道最可怕的画面并不是有人遇难了，而是你看到那些孩子，他们还活着，他们向你求助，而你却救不了他们的那种痛苦。所以他整夜整夜地失眠，必须要靠酒精、安眠药等非常危险的方式才能让自己多睡一会儿，并且变得特别暴躁，很容易跟别人起冲突，但其实他原本是一个性格很温和的人。

这就是替代性创伤，替代性创伤对我们有巨大的负面影响。

除此之外，还有很多发生在家庭内部、熟人之间的暴力也会导致心理创伤。那些源自家庭成员的创伤可能对人的影响会更大，因为那破坏的是人与人之间最基本的安全感。关于这一点，我们到后面讨论家庭内部的暴力创伤时再详细探讨。还有一类创伤涉及疾病。那些严重的、威胁生命的或者具有严重传染性的疾病，都会给人带来严重的心理创伤。

说到这里，什么类型的创伤事件给人造成的影响更大呢？那就是人为的、重复的、不可预测的、多重的、恶意的、发生在生命早期的、由照料者导致的创伤事件所带来的后果会更严重。简单来说，那些发生时间较早、由生活中的亲密他人导致的创伤事件影响更大。

技术性灾祸带来的创伤

第三类创伤事件是技术性灾祸，比如 2015 年 8 月天津的爆炸事故，再比如 20 世纪 80 年代印度博帕尔毒气泄漏事件、苏联切尔诺贝利核电站核泄漏事件以及其他空难、矿难、海难等。令人印象深刻的空难有 2014 年的 MH370 事件和 7·17 马航客机坠毁事件，海难有 2015 年的东方之星沉船事件，等等。这类大规模交通事故也会给当事人造成严重的心理创伤。更常见的是每天都会发生的交通事故，它们一样会带来丧失、死亡和伤残，进而造成严重的心理创伤。

历史事件带来的创伤

我们常说"忘记过去就意味着背叛"，所以我们需要对一些历史创伤进行回顾。关于历史创伤，我们需要从以下两个层面去思考。

第一个层面是家族内代代传承的创伤。在一些家族当中，成员所经历的创伤会以某种形式传递给下一代，这听起来一点都不神秘。一个人经历的某种创伤对他的性格和心理状态产生了影响，进而直接影响到他养育孩子（甚至他的孩子抚养下一代）的方式。当我们看到一个孩子受到父母的虐待和伤害时，无论这种虐待和伤害（甚至还包括忽视）是身体、心理还是情感上的，你都可以去询问一下这些家长："你可不可以跟我谈谈你小时候的经历，跟我说说你小时候，你的父母是怎么对待你的？"你会发现几乎百分之百的以暴力对待自己孩子的人，他的父母当年也是这么对待他的。通常，在我问完这些问题之后，这些父母都会感到很痛苦，很多人瞬间就哭出来了。原因是什么？那一刻，他们发现，他们小时候有多恨自己的父母，他们的孩子就有多恨自己；他们发现自己在重复某种宿命，而这种宿命从心理学的角度来说，实际上就是对攻击者认同的结果。一些没能进行充分反思的父母可能会解释说："我是打了我的孩子，但我只用了皮带，还没用刀呢，我父亲当年可是会把我吊起来，用刀砍我的，所以我所做的根本就不算什么。"这就是对攻击者的认同。

第二个层面比较广泛，是指国家和民族的创伤。我举个例子来说明国家、民族的创伤对我们的影响。众所周知，日本是一个地震多发的国家，在灾后救援方面非常有经验。汶川地震发生后，日本很多专家来到我国，无论是在物质上还是在专业技能上，都为我们的灾后心理救援做出了很多贡献。所以 2012 年，我们决定举办一场中日灾后心理救援研讨会，会议的官方名称为"亚洲灾后心理援助个案研讨会"。由于日方特别希望会议能够在北大召开，所以就由我们承办了这样一场学术会议。但是正好那个时候发生了钓鱼岛事件，我也是一个有民族主义情结的人。一方面，理性上我们还是照常举行研讨会，当然也很成功；另一方面，当我跟日本专家接触时，我的情感是很矛盾的，因为他们长得实在太"日本人"了，让我不自觉地联想起抗日战争中的日本鬼子。我觉得自己内心对他们还是怀有某种敌意的，至少是有隔阂的，所以我对其中一位日本专家发出了邀请。我对他说："我想邀请您做一场演讲，可不可以？"他说："可以啊！我很荣幸能够在中国的最高学府做演讲。"然后我说我想给你出个题目，就叫作"历史创伤"。他很聪明，知道我在说什么，但还是欣然同意了，并且准备了以历史创伤为主题的内容做了演讲。他后来演讲的题目是《灾害、历史创伤中追寻和平和积极的心理治疗理论与方法》。

　　他在演讲的一开始就道歉，他说："我以我个人的名义对日本过去对中国人民造成的创伤和犯下的战争罪行真诚地表示谢罪。"当时，我们很多同学并不轻易接受这一点，我印象特别深刻的是，一个东北口音的同学起身质问（我觉得他质问得很有道理）："你在中国的大学会承认日本对中国造成的伤害是侵略，但你在日本的大学还会这么说吗？"这位专家顿时哑口无言。

为了缓和气氛，我们把话题引向了另一个问题：我们为什么需要日本谢罪？事情已经过去 70 多年了，为什么我们还需要日本谢罪？这位日本专家很难从一个创伤专家的角度给出答案。他说："我也不知道我们为什么要不断谢罪，不过既然我们错了，你们作为受害者要求我们谢罪，那我们就一定要谢罪下去，直到你们满意为止。"我很认可他的态度，也觉得应该是这样的态度。然后针对这个问题，我提出了我的看法。我曾经在监狱里为服刑犯做过心理矫治，可能有人会觉得，既然这个违法犯罪的人已经被判了刑，已经接受了惩罚，为什么还要从心理层面去矫治他呢，为什么还需要他悔罪？这是因为一个人——一个加害者、施虐者，在他没有认识到、没有体会到受害者的痛苦，没有体会到自己的行为对别人造成的伤害的时候，在他甚至还认为自己的行为很正常、很合理的时候，那么毫无疑问，他一定会再次犯罪。所以当加害者、施虐者不能够站在受害者立场上去理解受害者的痛苦时，历史就会重演，历史创伤就会重演。我们现在看得很清楚，至少目前的日本政府是缺乏这种共情能力的；它们没有意识到，或者说没有真正反省自己在第二次世界大战中对中国以及亚洲人民造成的严重伤害。

心理创伤研究的意义

图 1-1 是一张世界新闻史上著名的照片，有评论认为是这张照片结束了越战，对越战的结束起了非常重要的作用。而这张照片中最引人注目的是那个全身赤裸被严重烧伤的小女孩，她叫潘氏金

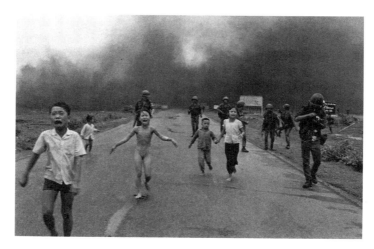

图 1-1 著名照片《战火中的小女孩》

福，现在定居在美国，后来还被联合国任命为和平大使。这张照片拍摄时，南越军队正与北越军队在当地交战，潘氏金福家人跟随南越陆军与难民，从村子中一处寺庙往南越安全区逃，被飞行员误认为敌军而遭到烧夷弹轰炸，她本人、两名兄弟与两名亲戚都遭灼伤。飞机投下的凝固汽油弹点燃了她的房子。我们没有看到的是，由于汽油黏附到了她身上，她的整个背部都在着火，这给她造成了严重的身体和心理创伤。当时正好有美联社记者在现场，就拍下了这张照片，这张照片拍摄不久后就在全球疯传，由于生动地勾勒出越南战争的惨烈，拍摄这张照片的记者黄幼公获得了 1973 年普利策新闻奖，照片也在美国掀起强烈反战声浪。美国人开始反思：我们派自己最优秀的子弟、青年去异国他乡，看似为了传播自由或民主，但是我们把这些无辜的孩子推入战火当中，让他们经历这样的痛苦，是为了什么？这张照片引发了巨大的反战浪潮。

之所以要呈现这张照片，是因为我想谈谈为什么会有关于心理创伤的研究。现代心理创伤的研究就源于战争，源于第一次、第二次世界大战，源于越战、海湾战争和朝鲜战争等战争。这些战争的经历者，尤其是那些军人，当他们回到国内，回到正常的生活环境后，他们中的很多人都出现了严重的精神症状和生理症状。如果大家对这个话题比较感兴趣，可以去看一下史泰龙主演的著名影片《第一滴血》，主人公兰博是一名美国越战老兵，他和战友们在越战结束返回国内后，非但没有得到民众的支持和肯定（这跟第二次世界大战后士兵们所受到的待遇形成了非常鲜明的对比），反倒因为某些揭露美军在越战中罪行的新闻报道而受到歧视和指责。所以我要说的是，战争恐怕是给人类造成创伤的一个非常重要的原因。战争本身就具有强烈的创伤性，因为它直接威胁人的生死。所以，实际上在战争中，心理创伤是造成非战斗减员的因素之一；心理创伤能够使人精神崩溃，进而丧失正常的机能。所以，战争是心理创伤一个非常重要的成因。

谈到创伤后应激障碍，我们发现，创伤后应激障碍在越战老兵身上的发病率约为 15.2%，他们的终生患病率约为 30.6%。在战争中，随时会死亡、受伤、目睹战友死亡或杀死敌人，这本身就是一种创伤。目击或参与各种暴行、被俘虏、被拘禁、被折磨、被剥夺权利，这些都会造成严重的心理创伤。

下一章，我们要进一步讨论创伤后应激障碍对人造成的影响。

第 2 章

惊恐、梦魇和魂不附体：
创伤对我们的影响

弗洛伊德关于创伤的经典研究

谈到心理治疗，似乎不谈及弗洛伊德就不完整。弗洛伊德确实有过一段与心理创伤大有关系的经历，这段经历对整个心理治疗领域产生了非常大的影响，这种影响至今仍在延续。

在弗洛伊德职业生涯的早期，在他发展精神分析理论和技术的早期，他曾经总结了 18 个个案，这些个案的来访者都是女性，很多来自奥地利的贵族和知识分子家庭。他发现这 18 位女性都有过童年期性创伤的经历，并且都涉及乱伦。

弗洛伊德并非一开始就像教科书上描绘的那样，是个叼着烟斗的老头子，他也曾经年轻过，曾经不成熟、不稳重过。他对自己几年来的临床经验进行了总结，得出一个非常重要的结论，还把它写成了论文。他提出了一个重要的观点：人之所以出现精神障碍，之所以出现强迫症症状或其他神经症症状，是因为童年期的乱伦所致。癔症、强迫症和妄想症的核心心理机制都是压抑，而被压抑的东西就是童年时期的性经历。他把这些观点写成了一篇论文——《有关防御性精神病的进一步评论》（1896），这是他继《癔症研究》之后的又一篇重要的论文。而且他在当时的维也纳医学会年会上报告了这篇论文，在19世纪末维多利亚女王时代，他觉得这样的报告肯定会石破天惊。

然而，当时现场的反应却出乎我们（甚至弗洛伊德本人）的意料——无人喝彩，无人回应，甚至连个提问的人都没有。他兴冲冲地把自己的重大发现告诉所有人，台下那些前辈却没有一个人提出任何问题，而是默默散去。我们知道，弗洛伊德所处的维多利亚女王时代是一个高度性禁忌的时代。对于那时的统治阶层来说，女性被男性，尤其是被父兄性侵犯这种事情，可以说是灾难性的、特别可怕的。所以并不是说他的听众们都不以为然，而是他们觉得这种事情实在是太可怕和难以想象。

所以，尽管没有人当场提出质疑，但很快就有人对这18个个案进行了调查，调查结果让弗洛伊德大吃一惊。因为调查结果表明，在这18位女性当中，有确切的证据证明，其中16位根本没有和她们的父兄发生过性关系，原因很简单，首先她们生理上并没有性经历的痕迹；其次也是更重要的是，她们所描述的自己和父兄发生性关系的时间点，有充分的证据证明她们的父兄根本就没有跟她们生活在一起，所以这件事很有可能是弗洛伊德被忽悠了。

在精神分析理论创立的早期，弗洛伊德一度认为心理创伤是造成精神障碍的主要原因。因为就他大量的临床实践来说，他发现几乎所有女性来访者都报告与父兄、特别是和父亲有过性经验。然而，这样一个石破天惊、非常可怕的信息，最后却被证明是子虚乌有的。

那么问题来了，为什么那些女性来访者要欺骗弗洛伊德呢？弗洛伊德的伟大就在于他并没有简单地停留在被欺骗的恼怒中，而是进一步研究了这个问题。他发现有这样一种可能：尽管事实上，这些女性并没有在儿童期与父兄有过乱伦关系，但在她们的主观想象当中，她们是经历过这些的。也就是说，她们在儿童期就已经有了对异性父母的性方面的需要，这就是所谓的儿童期性欲的问题。这种性欲基于性幻想，而不是真实的性创伤经历。

由此，弗洛伊德推论出了所谓的"幻想即现实"。换句话说，这件事情对整个心理学的发展都产生了巨大的影响，精神分析自此离开了那个一定要找到现实发生的事情、现实版的创伤事件，才能够推论出后面产生的一切心理障碍和症状的局面，转而关注来访者没有经历过的创伤事件。尽管这些创伤事件没有真实发生过，但由于来访者有本能的欲望，他就会发展出婴儿般的性幻想，并且把幻想当作现实。

这一观点对精神分析甚至心理治疗的影响一直延续至今。精神分析之所以有时会被称为心理玄学，就是因为其不需要现实依据，认为单纯的主观感知，即所谓内在世界的感受就可能导致来访者出现各种精神障碍或心理障碍。这种传统一直延续到今天。

我之所以要谈论这一点，是因为在整个创伤研究和治疗史上，一直有这样一个争论，即我们的很多症状究竟是源于真正的创伤还是主观的体验和想象，抑或一些本能的欲望？这也是我在这一章要重点讨论的。

美国疾控中心与凯萨医疗机构的经典研究

"创伤对人的影响"是一个非常大的话题，我将从一个很经典的研究开始说起。2002 年，美国疾控中心与凯萨医疗机构推出了一个新的健康保险的险种，并且对参与这个险种的 17 421 名成人进行了一项关于童年期创伤和成年后身心障碍之间关系的研究。这项研究的出发点是为保险项目进行风险评估，因为这种健康保险会把各种身体疾病、精神疾病甚至自杀风险都纳入其中，所以有必要通过研究评估投保人得这些疾病、出现这些问题的风险有多高。这与保险公司的利益是休戚相关的。这些研究者把童年期虐待和童年期家庭功能失调分成了八个主要的类别，这八个类别包括三类童年期虐待和五类童年期家庭功能失调。

三类童年期虐待

反复发生的躯体虐待

躯体虐待在国外的定义是身体上受到他人的攻击、伤害，这些攻击和伤害甚至有致伤、致残的风险。躯体虐待在我国也较为常见，我们的传统文化中甚至还有"棍棒之下出孝子"的说法。如果以这个概念为标准的话，那么基本上可以说我们都被自己的父母虐待过，所以我想这里要考虑文化的差异。我在国内做的一些研究

（尤其是在监狱里做的那些）发现，几乎所有人都挨过父母的打，所以我修订了"躯体虐待"一词的概念。

在我看来，并不是所有的身体伤害都称得上躯体虐待，我给这个词限定了一个范围：只有那些父母或其他成人在攻击、伤害未成年孩子时使用了工具（而不是徒手），这种工具有可能会致伤、致残的情况，才能称为躯体虐待。所以，传统的鸡毛掸子或竹尺有可能还算不上虐待工具。据我自己的经验，我发现在城市里最常用的工具是皮带。我们知道皮带上面是有金属扣的，而且抽到身上真的是会皮开肉绽，会致伤、致残甚至致死。在农村，情况更加可怕，在农村最常用的工具是农具，农具中最常用的是铁锹。我的一个来自农村的来访者跟我说，在他小的时候，他父亲都是用铁锹打他，他在前面跑，他父亲拿着铁锹在后面追他，有时甚至直接照着他把铁锹砸过去。这的确非常可怕。

情感虐待

情感虐待是指父母在情绪情感上否定、贬低、羞辱孩子。这种情况在我国文化中非常常见，从古至今都是如此。很多年前，在豆瓣上有一个讨论小组叫作"anti-parents"，中文名是"父母皆祸害"。这个小组中提到很多父母对孩子的虐待行为，其中情感虐待是最常见的。情感虐待的一个很典型的例子就是，全中国有一个孩子，所有人都讨厌他，那个孩子叫"别人家的孩子"。

尽管我没有深入研究这种现象，但我觉得这可能跟代际创伤的传递有关，那就是我们父母这代人中的很多人非常乐于将自己的孩子与别人家的孩子进行比较，然后用别人家的孩子来贬低自己的孩子。这是一个非常奇怪的逻辑，他们经常会说"你看，你英语考得不如张三家的孩子，语文考得不如李四家的孩子，钢琴不如王五家的孩子弹得好"，等等。

讲到这里，我想起我曾经经历过的一件很有意思的事情。我是在江苏省苏州中学读的高中，我的母校号称千年府学、百年新学，这个学校汇聚了全苏州市成绩最好的学生。我们在高中同学群里有一次谈到"父母皆祸害"、情感虐待的问题，有同学问我们班的第一名——一位才貌双全的女孩（当年考上了北大）："你是班里的第一名，甚至在全校都是数一数二的学生，你的父母总没有理由虐待你了吧？"

出乎我们意料的是，她告诉我们："我父母一样贬低我。"我们不解地问她："你还有什么可以被贬低的，你都这么完美了。"她的回答很有意思："是的，我学习一直都很好，但是你们知道这是为什么吗？因为我父母一直告诉我，我长得很丑，不会有人喜欢我，所以我将来必须要依靠自己，靠自己就要靠优秀的成绩，让我一定要努力学习，免得日后没有出路。"

听到她的话，我们都非常崩溃。在我们看来这么完美的女孩居然被自己的父母说"长得丑"。我们后来问她："你一直不知道自己其实长得挺漂亮的吗？"她说："我爸妈说我长得丑，我当然就相信他们，所以我一直努力学习，以免自己长大后没人要。我直到上了大学后才知道自己其实挺好看的，因为同学们都说我是江南来的美女，那时我才知道自己真的好看。"

我举这个例子是想说明，你能够看出有的创伤似乎是跟文化密切相关的。我们"70后"这一代人，父母基本上都是"40后"或"50后"，他们似乎都有一种贬低自己孩子甚至情感虐待他们的倾向。而且即使是躯体虐待，不同民族文化下的严重程度也是不一样的。在我们国家不同的民族中，父母虐待、攻击、伤害孩子的程度是不一样的。总的来说，在汉族的文化中，父母对孩子的伤害、虐待程度还是比较轻的。

性虐待

我们在第 1 章中提到过，性创伤的发生率非常之高，女性在成年之前受过性创伤的比例大概是 15%~20%，这种情况在世界各地都是如此。我们之所以没有发现那么多受过性创伤的人，是因为这是一件羞于启齿的事情，90% 以上遭受了性创伤的女性都不会报案，也不会告诉任何人，甚至自己的父母。而男性也未必是性犯罪的幸免者，男性当中有 5%~10% 的人在成年之前遭受过性创伤。顺便说一句，男性的性创伤经历往往是其产生同性性取向的重要原因之一，女性亦然。

五类童年期家庭功能失调

这五类童年期家庭功能失调具体包括：

- 家里有人坐牢；
- 母亲被暴力虐待；
- 家里有人酗酒或者吸毒；
- 家里有人自杀或患有慢性精神障碍；
- 童年期至少失去一位血亲。

如果一个孩子在童年期经历了上述生活事件，那就意味着他的童年是在一个亲密关系缺失的环境中度过的，他可能遭受过暴力威胁，或者经历过情感忽视。

除了研究中报告的这八类童年期虐待和家庭功能失调，还存在另外两类非常常见的童年期创伤。

其一是情感忽视。情感忽视是指一个人、一个孩子，需要被关心、被爱，但是由于某种主观或客观的原因，没有人关心他，没有人关注他，没有人让他感觉到自己是被爱的，是有价值的。

其二是躯体忽视。我举一个例子来说明躯体忽视的含义。我曾看过一期对著名作家王朔的专访。在采访中，王朔说道，他和他母亲的关系一直非常糟糕，并且他还经历过这样的事情。他在很小的时候得了急性阑尾炎，在 20 世纪 70 年代，急性阑尾炎是非常危险的，不仅非常疼痛而且随时可能要人命。王朔的母亲是一名军医，所以他很快就被送到了母亲所在的医院。按常理来说，孩子得了急病，肚子疼得满地打滚，母亲自然会很着急，会去照顾和治疗孩子。但是他母亲是一个工作狂。他母亲当时正在上班，在照看自己的病人，所以她竟然没有去看自己的孩子一眼。她当时对王朔做的所有事情就是告诉自己的同事："你带我儿子去做手术吧，我现在要查房，等我忙完之后再过来看他。"等王朔的母亲忙完一天的工作，终于去看他的时候，他的手术已经做完了，他已经从全麻状态中苏醒了过来。当他母亲第二次去看他的时候，他已经痊愈准备出院了。

那个时候，年幼的王朔并没有强烈抱怨和不满，但这件事他却记了一辈子。王朔母亲的表现就是一种典型的躯体忽视。当一个孩子还不知道生死、不知道自己的生命有多脆弱时，他特别需要父母即时的关注和支持，需要父母给予他安全感，如果他们在这些时候缺位，那就可以说这个孩子遭到了躯体忽视。

童年创伤对成年后疾病和问题行为的影响

回过头来继续看这项研究，在刚刚提到的八种童年期虐待和家庭功能失调中，如果说经历过一类这样的事情算 1 分，经历过两类就算 2 分，三类算 3 分，以此类推，那么我们可以推测一下童年创伤对一个人 50 年后身体健康状况的影响。这项研究的被试大多属于中产阶级，他们的平均年龄为 57 岁。你会发现，他们中的大多数人都经历过不止一类童年创伤，有 25% 的人经历过两类不幸，4% 的人经历过四类不幸。

从图 2-1 中我们还能够发现，这些不幸经历跟成年之后的很多身心障碍都直接相关。例如，童年期的不幸经历越多，成年之后对尼古丁即烟草的消费就会越多。

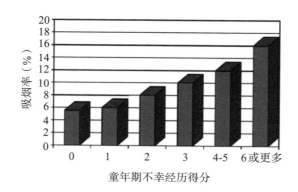

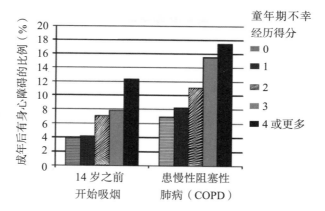

图 2-1　童年创伤与成年后吸烟和患慢性阻塞性肺病之间的关系

　　作为一种慢性致命性疾病，慢性阻塞性肺病（COPD）跟高血压、心肌梗死等疾病都有直接的关系。研究表明，童年期遭受的创伤越多，成年之后患 COPD 的可能性就越高。而且得 4 分及以上的人要比没有经历过童年创伤的人患 COPD 的比例高 390%，患肝炎的比例高 240%，患性病的比例高 250%。童年创伤跟成年之后得

COPD、肝炎和性病之间有显著的相关。

　　从图 2-2 中，我们还能够看出，童年创伤跟成年后是否吸毒也有明显的关系。童年期经历的创伤越多，成年后吸毒的可能性就越大。最后，童年创伤和成年之后的自杀行为也呈高相关。也就是说，童年期经历的创伤越多，成年之后尝试自杀的可能性就越大。

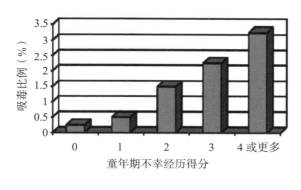

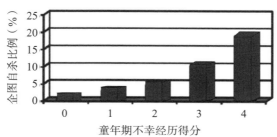

图 2-2　童年创伤与成年后吸毒和企图自杀之间的关系

　　不过我们要强调的是，这些研究结果都只说明两者相关，而不能证明它们之间是因果关系。也就是说，并不是童年不幸经历直接导致这些行为或者疾病本身的。

那么我们应怎样理解这些现象呢？为什么一些人会有更多的吸烟、酗酒和吸毒的行为？这是因为他们的童年创伤成了一个深埋心中的痛苦的创伤记忆。当这种创伤记忆被唤起的时候，当这个按钮被触碰到时，他们就会感到非常痛苦，他们需要用烟草、酒精来麻痹自己，用毒品和放纵的性行为来平复自己内心的创伤。而这些应对内心创伤的方法就成为一个中介变量：他们的肝脏会被酒精破坏；他们的肺会被烟草破坏；放纵的性行为可能会导致性病……当然，还有一种方式就是，他们通过自残甚至自杀来排解内心的痛苦。

之所以介绍这样一项研究是想告诉大家，所有这些疾病和问题行为都跟创伤有关。心理创伤会给我们造成各种各样的影响，会导致我们在成年之后出现各种身心障碍，不仅仅在于对心理的影响，心理和情绪会进一步导致身体的疾病。心理创伤治疗在很大程度上就是在治疗记忆，治疗我们早年的创伤记忆。虽然这些创伤记忆没有直接引发我们现在的问题，但它们会通过很多间接的方式影响我们。例如，有时一个人并没有清晰地意识到有什么值得痛苦的事情，但就是会莫名其妙地感到痛苦，这是因为创伤记忆不仅仅是一种叙事和语义记忆，也是一种情绪记忆和身体记忆。很多时候，我们都不记得自己曾经经历过什么，但是当遇到类似情境时，我们就会产生强烈的情感唤起，有时尽管情感唤起没有那么明显，但是身体会有疼痛反应，这是一种躯体记忆。

记忆包含不同的类型和层面。我们可以把情绪记忆和躯体记忆理解为弗洛伊德所说的无意识。也就是说，尽管很多时候影响我们行为的并不是我们清晰记得的我们经历过的事情，尽管有些事情也许通过我们的否认、遗忘、压抑和理智化等方式，已经被压抑到无意识中了，但它们还是会通过情绪记忆和躯体记忆来影响我们，通过情感崩溃和身体不适来让我们意识到它们实际上是存在的。

　　我们在第 1 章讲到，创伤事件意味着我们和我们的亲人经历了生死。在我们和我们的家人经历这些突发性的生死事件之前，我们每个人都生活得很平静，这促使我们产生这样一些观念：我们会觉得一切都是可控的，每天上班、下班，就这样日复一日地、平静地生活，我们从来没有想过自己或亲密之人的生命会受到威胁；我们会觉得自己每天的生活都是可预测的，明天会发生什么事情似乎都在安排之中，我们对自己的将来有很清晰的认识和预期；我们会觉得尽管这个世界存在这样那样的问题，但总的来说还是公平公正的，因为我们劳动了就会有收获，与人为善别人也会对自己友好。总之，我们觉得这个世界是公平的，做人是有意义的。绝大多数人都会确信这一点，即"我"是安全的，不会受到伤害。从心理学的角度，这些判断和观念是一种"安全的幻想"。因为，绝对的安全存在吗？我想经历了世纪瘟疫"新冠病毒"后，全世界、全人类都已经深刻体验到世事无常。

　　而创伤事件的特点是它会威胁生命，而且往往是意料之外、突然发生的。那些经历创伤事件的人，在受到生命威胁且无法保护自己的时候，会感受到强烈的无助感和无力感。这些感受有时会持续存在，在创伤事件发生很久之后还在持续。在这种情况下，我们就会产生各种心理反应。这些心理反应可以被分成两个层面：一个层面叫作阳性反应，另一个叫作阴性反应。我们可以把这两类反应比作太极的两仪。也就是说，它们之间可以相互影响、相互转化。我们可能会产生的阳性反应包括：我们会感到非常惊讶，或者说"惊呆"；我们会话多；我们的脑海中会不断闪回经历过的可怕画面；我们会做噩梦，在梦中重新经历这些创伤事件，比如那些经历过汶川地震的人会不断地梦到楼塌；我们会有睡眠问题，会过度思虑；我们会发现自己的注意力无法集中；我们还会过度紧张和警觉，就好像随时可能发生危险一样；我们的情绪会失控，我们会容易跟别人发生冲突；我们会有强烈的内疚感，觉得一定是自己做错了什么事情，所以才会发生这样的事情；我们还会有很多躯体症状，比如头痛、胃痛和易疲劳等。阴性反应是指行为的缺失，比如出现解离症状、抑郁、健忘、遗忘，等等。所有经历创伤事件的人或多或少都会产生上述症状或者反应。这些症状正是对突如其来又危及生命的心理创伤的反应或者说应对。接下来，我们将对这些症状进行更深入的探讨。

创伤后应激障碍的症状

侵入性闪回 / 再体验

侵入性的闪回就像脑海中过电影一样，你一闭上眼睛（甚至在睁着眼睛时）就会看到曾经经历过的创伤事件的画面，而且是创伤经历中最可怕的画面。这也是为什么经历创伤的人会痛苦不堪。这种症状的一个非常戏剧化的特点就是，它们会让你感觉好像回到了创伤事件的现场，又一次经历了创伤。

作为心理咨询师，我经常会遇到这样一类来访者，我把他们称为"我们钟爱的来访者"，也就是说我们在他们身上花了很多心血，为他们提供了很多帮助，不管这些帮助最终有没有成效。我现在要讲的就是一个对我来说非常重要的来访者，我们一起工作了三年。她有着非常严重的心理创伤，我不去谈论她具体的创伤经历，而是谈谈我第一次清晰地意识到她大概有哪些严重症状的经历。

那个时候，我和其他几位咨询师共用一间咨询室，我们会在不同的时段使用。那天，在我前面那个时段工作的咨询师把自己的私人物品落在了房间里，所以他就回来取，但他没有注意到当时屋里有人在做咨询。当他打开门看到我们的时候，他很快就意识到自己的行为不恰当，于是他赶紧拿了东西，打了声招呼就走了。这样的事情很明显会打断咨询思路，对咨询的影响是肯定的。

但接下来发生的事情却令我终生难忘：我的来访者突然呆住了。这种感觉就像是武侠小说中被人点了穴，一下子动弹不得一样。她整个人好像突然变成了一个塑像，完全没有任何反应。

我在旁边尝试叫她的名字，但她没有任何反应。出现了这种状况，我能做的就是陪着她，保证她的安全，然后逐步帮她回到现实中。在这种情况持续了大约四五分钟之后，她突然哇的一声放声大哭，一边哭一边叫喊着："妈妈，我要回家。"当时的情景是，她不再是一个 20 多岁的大学生，而是一个七八岁的孩子。我能够真切地感受到，在我面前的就是一个刚受了伤害、需要妈妈保护的孩子。

我接下来通过一些处理，也就是着陆技术（grounding）使她的心情平复下来，帮助她回到此时此地，然后跟她一起去探讨她刚才的表现。

她告诉我，在她七八岁的时候，有一天她一个人在家，突然有人闯进她的家门并且侵犯了她。她在咨询室的表现相当于重新体验、重演了当年的创伤情景。为什么会这样呢？因为那扇门，那扇本应保护安全的门突然被打开了，有一个人突然闯了进来。"门被打开，有人闯入"就是整个创伤事件的扳机点——创伤记忆被唤起，来访者突然穿越回到了 20 多年前那个她被侵犯的夜晚。后来通过与她家人的沟通，我确认了这件事情的存在，而我的来访者却说，在此之前她完全不记得自己曾有过这样的经历。这件事唤起了她对过去性创伤经历的记忆，也帮助我了解了她的经历。后来，我们治疗的重点就转向了她的童年创伤记忆。

回避

回避症状是指当事人回避与创伤相关的刺激，甚至表现出一种麻木的状态，一种精神病性的否认状态，好像这件事情根本没有发生过一样。遭遇车祸之后不敢开车就是一种典型的回避症状。有人意外去世后我们不敢再经过他出事的现场，这也是一种回避性的行为。尽管这种行为很常见，但却可能会损害我们的社会功能，所以我们把它称为"症状"。

过度唤醒

过度唤醒的表现包括失眠、睡眠减少或者睡眠质量降低，因为个体始终处于一种高度警觉状态中，随时要准备做出战斗 - 逃跑反应。他们全身的肌肉都处在一种紧张的状态，从而表现得易激惹、注意力短期内非常集中，但长期来看又涣散。我举两个例子来说明这种症状。

2008 年 5 月 17 日，我第一次去汶川灾区，同行的还有施琪嘉老师和王珲老师等人，我们一行大概有 20 多人前往灾难现场。第一天晚上，我们住在成都的一家酒店里。我们工作到很晚，半夜 12 点左右才安排好所有事项。当时我是给学校写了生死文书（也就是如果我在灾区出事，遇难了，责任自负）后去的，当时余震不断，还有大疫的风险。抵达当天，由于工作了一天，我非常疲倦，躺下后不久就睡着了，但是我睡着之后就开始做梦，梦到的全是地震。我甚至梦到当时住的那家酒店突然也开始晃动，地动山摇，酒店大楼歪来扭去。直到现在我还记得当时梦到的情景：我住的酒店房间扭曲到墙上的塑料开关都变形了，从正方形变成了平行四边形。我在梦里安慰自己："你看，你还是太紧张了，太害怕了，所以梦到的都是地震。"然后我告诉自己："不用害怕，不会发生这些事情的，你是在做梦，这不是现实，赶紧睡觉吧。"

后来我睡得非常好，第二天早上，我们在餐厅吃早餐时听到了服务员的闲聊。那时我才知道，就在凌晨两点钟，也就是我睡下大约半小时后，发生了非常大的余震（四川新闻网快讯 四川地震局发布信息，5 月 18 日 1 时 08 分四川平武发生 5.9 级余震），我们所在的整个酒店都东摇西摆，振幅非常之大。所有成都当地的服务员在觉察到余震后都跑了出来，跑到酒店前的广场上，而我们从北京来的20多位志愿者，没有一个人起床，所有人都睡得很沉，没有一个人意识到发生了很大的余震，房屋有倒塌的危险。

为什么会出现这样的情况呢？原因很简单，就是因为刚刚经历过地震的人会处于一种高度警觉的状态，他们时刻留意着环境中的危险信号和线索，随时准备逃命。我当时也有亲戚在成都，他们每天都会将一个啤酒瓶倒扣在床头或者写字台上，啤酒瓶一倒，人马上就往外跑。

这种过度唤醒实际上是有生存（保命）意义的。我们可以设想，当天晚上如果不是5.9级，而是7.9级、8.9级的地震，也就是说整栋楼真有可能倒塌的话，那么毫无疑问，当地人逃生的几率要比我们外来人高得多，因为外来人没有经历过地震，没有这种高度警觉、随时准备逃跑的状态。

我再举一个例子。

我曾经跟一位来访者一起工作了三四年，她有过性创伤的经历。我花了一年多的时间对她进行创伤治疗的稳定化。稳定化是什么意思呢？就是我要让来访者变得更有力量，更有办法去面对创伤，在回想起创伤事件时，能够稳定自己的情绪。为了对创伤进行"手术"，我做了一年多的准备。我知道由于性创伤，她非常害怕男性，因此我用了一年的时间跟她建立信任关系，她也确实非常信任我，甚至在她出现自伤倾向时，她会按照我们的协议联系我寻求帮助并停止自伤行为。

经过治疗，她有了明显的进步，对男性的恐惧一点点消失了。由于她对我非常信任，我觉得我们已经准备好进入创伤治疗了，我们可以开始处理创伤事件本身了。我当时使用了眼动脱敏与再加工疗法（EMDR），想要跟她面对面地进行治疗。简单讲，我要坐得离她更近。尽管我做了一切技术上的准备，但还是失败了，治疗完全进行不下去。因为虽然来访者说很信任我，但她的身体却不然，当我靠近她的时候，她的身体一下子就紧张了起来。

这是一个非常冲突的状态。在意识层面上，来访者是非常信任我的，但是她的身体不听她的；在潜意识层面上，她对男性尤其是一个向她靠近的男性还是会有强烈的恐惧，还是会进入一种高度的警觉状态。尽管她的意识里知道我没有危险，但她的潜意识并不这么认为（因为性创伤还没有完全修复）。接下来还发生了一件令我印象特别深刻的事情，就是在我发现治疗进行不下去时，我对她说："这样吧，我们今天先到这儿，我们先停下来，暂时不再处理创伤了。"在我说完这句话后，她大大地松了一口气。当时，我跟她的距离已经拉远了，我已经坐回了我原来的座位，但是她接下来的反应却让我很意外，就是她"瘫痪"了，瘫坐在椅子上完全站不起来了。

我们有时会听到这样的传说：一个瘫痪的人找到得道高僧，然后高僧摸了一下他的头，他就站起来了。其实这种情况下的"瘫痪"绝对不是因为身体上有损伤，比如脊柱受损，而是当事人受到了某种心理暗示，或者由于某种心理反应而失去了行动能力。

我的来访者就属于这种情况。在那30分钟里，她浑身肌肉紧张，处在一种高度警觉、随时准备逃跑的状态，虽然现实中并不存在危险，但她穿越回到了几十年前，回到了那个被攻击、被侵犯的情景当中。而在肌肉长时间紧张，突然放松下来的时候，我们都知道，由于肌肉会有一个不应期，因此她就瘫坐在了椅子上，站不起来了。这不是真正的物理损害的截瘫，而是一种功能性的瘫痪。

我当时所能做的就是陪伴她大约30分钟，然后请护士进来扶她出去，因为我后面还约了其他来访者。后来护士告诉我，她在医院的座椅上坐了将近半个小时才站起来慢慢离开。所以我们能够明显看出，她当时经历了一种高度警觉的状态。

解离

解离是指一种"魂不附体"的症状，包括去人格化（人格解体）、去现实化（现实解体）、恍惚、遗忘和对时间的缺失感等。我通过举例来进行说明。

我曾经有一个来访者，他来自一个充满虐待和暴力的家庭，他父亲经常因为他考试成绩不好或者他犯了什么错误而把他吊到房顶上打骂。这是非常可怕的，因为你会觉得完全失去了对自己的控制，只能任人宰割，而这个"宰割"你的人还是你父亲。他告诉我："你知道我是怎么应对这件事情的吗？就是在我被打怕、打疼了以后，我就有了一个神奇的本事——当皮鞭抽到我身上的时候，我就会让自己灵魂出窍，我会让自己的灵魂跑到这间屋子的另一个地方，默默地看着那个被鞭子抽打的人和对我施虐的父亲，就好像挨打的人不是我。"这就是人格解体的一种表现。这种解离症状帮助受到躯体虐待者熬过或者说隔离掉身体的痛苦。

关于现实解体，我在第 1 章中提到，当我从汶川灾区回到北京，在北大西门外等红绿灯时，我满脑子都是灾区的残垣断壁，还有一片片凄凉的情景。那些情景和眼前的太平盛世形成了强烈的反差，那时我真心体验到了这种强烈的症状——我突然觉得那个人来人往、照相合影的情景是那样的模糊，这种模糊不是看不清，而是像隔了一层毛玻璃。我觉得这一切是那么的不真实，那时我突然意识到我出现了替代性创伤症状，就是现实解体。

恍惚是指不知道自己在做什么，突然失去对自己的意识和控制。从汶川回来后，我在给新华社记者培训时提了这样一个建议：从灾区回来后的一段时间，请不要自己开车，为什么呢？因为自己开车特别容易走神，因为创伤会导致出现解离症状，毕竟这种症状是应对创伤最有效的手段之一。我当时这么说其实完全是基于理论和一点点临床经验，结果那些记者的反应非常强烈，他们纷纷问我是怎么知道的。还有人对我说："你知道吗？我回来后开车经常出现的一个情况就是，我突然发现车速已经超过每小时 120 千米了，我都不知道是怎么加速的，刚刚十几分钟我都不知道自己在干什么，我可是在开车呀！"这也是典型的解离症状。

除此之外，解离症状还包括遗忘和对时间的缺失感。遗忘是典型的解离症状。如果你对这方面感兴趣，可以去看看希区柯克导演的著名电影《爱德华大夫》，讲的就是人在经历创伤之后出现了失忆症状。

在我看来，最高级别的解离症状是人格解体——严重的创伤经历是如此难以忍受，以至于我们要通过分裂自己的人格来应对。这种人格解体会产生一种很特殊的人格障碍，叫作多重人格障碍，这可能是所有精神疾病中最戏剧化的一种。也就是说，这个人的主人格分成了若干个子人格。

我曾遇到过这样一位来访者，他的人格解体症状非常典型，典型到我们的每一次心理治疗都会变成一个很有意思的游戏，因为我要猜坐在我面前的是他的哪一个子人格。他大概有七八个子人格，这些子人格小到话都不会说的婴儿，大到20多岁的大学生和研究生，令我印象特别深刻。不同的子人格跟你说话的语音、语气、语调，甚至写字的字迹都有所不同。在治疗过程中，我要不断地判断现在是谁在跟我对话，而且他的不同子人格之间也会相互讨论，甚至开会，等等，非常奇妙。如果你没有亲身经历过，那你可能很难想象在一个人身上居然会发生这样的变化。

我想说的是，这些症状都是人应对严重创伤的方式。正如刚才所说的，高度警觉状态实际上会提高那些经历创伤事件且仍受创伤威胁的人的生存几率——如果那天晚上发生大地震，那四川当地人生存的几率要比外来的北京人、没有经历过地震的人高得多。

我们之所以会发展出不同的子人格，实际上也是为了减轻自己的痛苦。简单地说，如果一个来访者的人格分成了七个子人格，那她会告诉你说："哎！那个被性侵犯的人不是我，那个七岁的小姑娘才是受害者，那件事情跟我没关系。"通过这种方式，她们将这本来一大份的痛苦，变成了七分之一份，这大大减轻了创伤事件的伤害，至少在情绪层面是如此。

第 3 章

当创伤和痛苦发生时，
你内在的自我是如何反应的

在良好的治疗关系中处理和疗愈创伤

我之前提到过一个词"内在现实"（inner reality），即弗洛伊德所经历过的幻想中的性需要和俄狄浦斯情结，其与现实经历的关系究竟如何，可能需要我们去区分这个人是否有性创伤经历。换言之，一方面，我们决不去怀疑来访者是不是真的有性创伤经历，只有这样，她（他）们才可能愿意谈及自己的创伤体验和感受。但是另一方面，我们也不能完全排除来访者所阐述的创伤经历是其幻想的可能。

所以，只有当确实有证据表明来访者有性创伤经历时，我们才能对其进行治疗。也就是说，如果有来访者告诉我，她（他）曾经有过性创伤甚至乱伦经历，那我会去寻找客观证据。比如她（他）的家人是否了解或者目击过这样的情况。如果没有客观证据，那我们不一定要直接围绕这样的经历展开治疗，而是要更多地了解来访者如此陈述的原因，或者这么说对她（他）来说有什么内在意义。

举例来说，曾经有过类似的情况。

这是一个大约 20 年前公开发表的案例，当时我国的心理治疗基本上还处在起步阶段。这是一个有很多严重强迫症状的女性来访者，在经过一段时间的精神分析治疗之后，治疗师并没有找到其症状背后的心理原因，所以就对其进行了催眠治疗。在深度催眠状态下，这个来访者报告说她有过童年期乱伦的经历——和她的哥哥发生过性关系。通过催眠发现了这样一件事情的存在，治疗师感到很兴奋，觉得自己的治疗非常成功，挖掘出了来访者症状背后的创伤根源。

然而，这让来访者感到非常羞愧，她认为自己确实有过这样的乱伦经历，因此羞愧地自杀了。

我想说的是，治疗师是在来访者的症状可能跟性、跟性创伤有关的假设下去进行的催眠治疗，在这样一个高暗示性的情景中，即使来访者报告自己有性创伤经历，我们也不能完全确认其真实性，因为这种陈述完全有可能是暗示的结果。所以在我看来，这个治疗师对个案的处理是不当的。

有学生曾问我这样一个问题：创伤治疗是不是一定要围绕创伤来进行，是不是要彻底解决创伤？对此，我个人的观点是，未必如此；相反，更重要的是要建立良好的治疗关系，因为来访者是在关系中受到伤害的，所以要在关系中进行处理和疗愈。有时，从一段稳定的治疗关系中扩展出来的现实中的人际关系可能会更有帮助；有时，即使性创伤没有完全解决，来访者也可能有非常好的改善。

在本章中，我们要讨论的核心主题是，我们不应该只看到创伤对人的负面影响，还要看到人实际上是有积极应对创伤的能力的，而且是无穷的能力。为什么这样说呢？

比如，我在讨论创伤时一直都会进行这样的思考：并不是在有了心理治疗或精神分析心理学或心理创伤治疗之后，人们才经历了那么多创伤的。换句话说，在所谓的现代心理治疗方法出现之前，人类就经历过很多严重的创伤。

那么人类是如何应对和处理这些创伤经历的呢？在心理治疗出现和发展之前，人们可能会通过其他形式来有效地应对创伤，比如民俗、文化或宗教。我们也注意到，基本上重要的、影响力大的宗教都兴起于"苦难"时期——人们普遍经历了很严重的创伤。所以，人类有很多特别的智慧和能力去自我应对和修复创伤。因此我们应该从一个更加积极、智慧的角度去看待和理解创伤所引发的症状。

创伤后反应的影响因素

曾经有一项研究针对的就是不同类型的创伤所引起的症状之间的差异。在这项研究中，我们能够看到，个体遭受创伤的时间越早，患 PTSD 的可能性就越大；相比之下，遭受轻微创伤、目睹别人遭受创伤、遭遇交通事故或被威胁、被攻击之类创伤的个体患 PTSD 的比例相对较低。在此我想再强调一点，之所以一些创伤对人的影响更大，是因为这些创伤涉及文化因素。

比如性创伤的受害者，在很多时候，在很多文化背景下，他们不仅得不到周围人的支持和帮助，反而会遭到讥讽、批评、攻击或怀疑，这种社会文化环境对创伤受害者的影响可能更大，对他们造成的二次伤害更严重。在这方面，有一个案例令我印象特别深刻。

　　我曾经帮助过一个女孩，她来找我的时候整个人的精神状态很不稳定。她告诉我，她是一个"北漂"，不久前遭遇了性侵。她说，对她来说最大的伤害不仅仅是被性侵这件事本身，还有在她报案的过程中，她感觉警察一直在羞辱或者说不公正地对待她，她觉得当时负责办案的警察可能收了施害者的钱，有意要陷害她或者包庇施害者。

　　经调查，我发现这个女孩有非常典型的 PTSD 症状，显然不是装出来的，于是我建议她去看精神科医生。最后，法院的判决认定了性侵事实的存在，犯罪嫌疑人也被绳之以法。很明显办案的警察并没有包庇犯罪嫌疑人，但是他在询问过程中的态度，他以一种比较恶劣、比较公事公办的态度去询问案件细节本身就对受害者造成了二次伤害。

　　在此之后，每当我给警察进行培训时，我都会就这个案例告诉他们，每一个性创伤受害者都是鼓足勇气前来求助的，他们肯寻求法律和政府的帮助已经非常不容易了。所以在这种情况下，如果我们还用询问其他案件的方式询问细节的话，可能会让他们感到更加不安和受伤，这对整个办案过程也是非常不利的。因此，我们要看到这样一个影响因素的存在。

　　我再举个例子来强调文化因素对创伤后反应的影响，这种影响确实非常强烈。我曾经给两个童年期遭受过性创伤的受害者群体做过专家证词。其中一个群体是在河南省南阳市桐柏地区，她们都是留守儿童，年龄大多在 5~8 岁之间。另一个群体是宁夏回族自治区银川市下辖的一个农村的留守儿童，大多五六岁。在这两个群体中都有一二十名女童曾被她们的老师性侵过，这是非常恶劣的事件。所以说留守儿童确实是一个创伤高发的群体。

同样是五六岁、七八岁的孩子（虽然桐柏地区的孩子稍大一点），同样都经历了性创伤，但是非常明显的是，银川地区孩子的创伤症状更严重，这是为什么呢？

原因就在于文化和宗教。宁夏是回族自治区，银川的那些孩子基本上都是回族人，与汉族孩子相比，性侵给她们带来的羞耻感和歧视更大。她们的父母告诉我，如果她们这样的经历被周围的人知道，那她们长大以后会很难嫁人。

所以，我说的第二个问题就是，我们要考虑到文化、宗教、民俗对创伤受害者的影响。从治疗师的角度来说，我还是想强调我们要无条件地站在来访者这一边；实际上，对来访者所经历的痛苦的理解是治愈她们非常关键的一步。在后面讲到治疗原则时，我会进行进一步阐述。

在经历了这样的创伤事件后，我们的亲密关系被破坏了，我们的控制感、安全感被破坏了。我们原以为这个世界是可控的，是安全的，通过努力我们可以控制自己的世界；我们是安全的，不会受到伤害，我们跟周围人的关系也很好，所以从来不会想到身边亲密的人甚至至亲会伤害我们。除此之外，由于我们在创伤中受到了攻击或伤害，甚至经历了生死，因此我们对自己也失去了信任，变得低自尊，产生无助、无望感。特别值得一提的是，遭受创伤后非常常见的一种情绪就是过度的、不恰当的内疚感。这是创伤幸存者常见的一种心理状态，与此同时还会伴有强烈的羞耻感。内疚和羞耻之间的区别在于，内疚往往是指当事人做错了某件事从而导致了某个糟糕的结果，而羞耻要比内疚来得更严重。羞耻是什么？羞耻指的是：我是一个糟糕的人，所以才会发生这种事情；我是一个坏人，我是一个没有价值的人，是一个不值得被爱的人……与内疚相比，羞耻感可能会导致更多的自伤和自杀行为。

在创伤所引发的认知困扰中，有一个重要的方面是受害者对攻击者的认同。

对攻击者认同是一种非常常见又非常奇妙的心理反应，即我们会理想化攻击者，或者对其侵害行为进行不准确、不合理的合理化。也就是说，我们会认为，他们对我们实施伤害是合理的、正确的，如果说有什么问题的话，那也是出在我们自己身上。那么这种对侵害行为的认同会导致什么结果呢？其结果就是，受害者往往会变成加害者。也就是说，受害者认同了加害者的思维和行为模式，进而以同样的方式去伤害其他人。

比如，我们以前也曾听到过这样的案例，就是有一些女性在被拐卖以后，会成为人贩子的帮凶，帮助他们去拐卖更多的女性。很多时候她们这样做并不完全是被胁迫的，甚至是主动这样做的。

这种现象在犯罪行为中尤其常见。我在监狱系统所做的研究发现，很多暴力罪犯都有这样一种心态，就是小的时候被别人打，长大以后就去打别人。但事实上，这种模式不仅存在于犯罪行为中，在我们日常生活中，在我们每个人（不局限于有过创伤经历的人）身上都有类似的表现。

比如，如果我的来访者在家庭中遭受过严重的躯体暴力或语言暴力，或者性侵犯等其他具体攻击，那我会发现，他一方面可能对攻击者非常愤怒、非常厌恶，但另一方面，他身上又会有攻击者的影子。也就是说，他会在很大程度上认同攻击者的行为，甚至在加以学习后成为另一个攻击者。所以，这种对攻击者的认同是一种非常常见的认知和情绪的改变。那么，为什么会有这样的改变呢？

我想说的是，就像我们之前所说的，症状本身是有适应功能的。对攻击者的认同其实意味着来访者某种程度上的自我调节，因为当你认为攻击者攻击和伤害你这件事情不合理的时候，你会感到更加痛苦、怨恨和无望。但是如果你认为他有权力这样攻击和伤害你，那你就能更容易接受这种伤害，这是能够减轻痛苦的。

除了减轻痛苦，对攻击者认同还有另一层自我保护的意味：由于认为自己被攻击、被伤害是合理的，所以这个人可能就不会去反抗，不会去试图改变和攻击者之间的这种关系，这种放弃自我和投降的行为是会降低攻击者的攻击性的。

所以，对攻击者认同，向攻击者投降，认为攻击者说的是对的、对自己的虐待是合理的，这实际上是有生存意义的。但是从另一方面来说，由于认同了攻击者的言行，受害者很有可能会发展成攻击者或施虐者。

在我的来访者或一些我帮助过的罪犯身上，我们可以非常清晰地看到这一心理现象。从对攻击者认同的角度去理解发生在他们身上的改变，我们会发现，一些看似矛盾的事情实际上是可以理解的。在我们的日常生活中，这样的现象也屡见不鲜。例如一个领导者非常霸道，对待下属经常是贬低、否定和控制，那么他的下属就会不自觉地认可这样的领导风格和价值观，进而对自己的下属也是如此，如此一来，这种方式甚至形成了一个单位的文化，当然这样的企业文化是非常令其中的工作者痛苦的，这种痛苦层层叠加。在家庭中，也有"十年媳妇熬成婆"的说法，被婆婆欺压的媳妇在自己成为婆婆后同样欺压儿媳。一言以蔽之，我们在不知不觉中，成了自己最讨厌的人。

创伤造成的心理影响

我们已经发现，一些重要的跟创伤有关的大脑结构，比如掌管共情能力、情绪调节能力的大脑结构都是在后天逐渐发展出来的。因此，如果一个人在早期经历过创伤，那他控制情绪调节、共情和理解他人能力的大脑结构就会受到负面影响，其直接后果就是这个人容易情绪失调，不太容易理解别人的情绪、感受，甚至变得冷酷无情。

这些情感和性格上的特点是我在实际研究和临床工作中发现的，它们实际上跟个体早期的创伤经历是密切相关的，而且这其中还有神经生物基础在起作用。当我们处于这种崩溃和失调的情绪中时，我们会对未来的生活失去希望。我们会觉得自己的情绪不受控制，而且总是倒霉，总是经历糟糕的事情，仿佛这就是自己的宿命一样，总是不断地重复问题模式而且无法摆脱。同时，由于心理创伤导致我们丧失了安全感和控制感，我们会觉得自己没有价值，生活没有希望。这些都会使负面情绪变得越来越严重、越来越糟糕。

那么我们通常会如何应对和处理这种情况呢？当出现这些负面情绪后，我们很自然地要去想办法把它们解决掉。我们可能做的一类最典型、最常见的行为就是自伤、自毁。一个人为什么会自我伤害？这听起来很匪夷所思，因为人是有生存本能的，这意味着我们会进行自我保护而不是自我伤害。但事实上经常有人会自我伤害，比如用刀割自己的手腕或者其他地方。如果你是一名咨询师，那你很可能会遇到有这类行为的来访者，这种现象在青少年中尤为多见。

这类行为在监狱里是另一种表现形式。由于在监狱里没有刀之类的东西，因此很多在押犯会用燃尽的烟头来烫自己的皮肤。为什么他们会这样做呢？

我曾经有这样一个来访者，他给我的印象非常深刻。有一次，在我制止了他的自伤行为之后，令我非常惊讶的是，我发现在他的抽屉里有一整套自伤工具，包括手术刀、刀片，还有止血的纱布、绷带、医用的酒精棉球，等等。也就是说，这个来访者常常用这样的方式来处理自己崩溃的情绪——他并不是要结束自己的生命，而就是要割伤自己。他告诉我，当他感到非常痛苦的时候，他就会割伤自己，在血渗出来的那一刻，他会感到轻松一点，但是由于他并不想结束自己的生命，因此他就会用纱布给自己止血并缠上绷带。

作为一名咨询师，我一向比较敏感。如果来访者前来时手腕上缠一条丝巾（当然女孩子这样打扮似乎也正常），我就会问一下："可不可以把你的丝巾解下来，让我看一下你的手腕。"十有八九这个来访者会说："我割伤了自己。"

除了自伤，创伤还会导致无节制的狂欢和发泄。这主要指的是酗酒、吸毒、夜不归宿或在夜店狂欢。看起来当事人是在寻欢作乐，但实际上在很大程度上，他们都是在寻找自我，在处理自己的负面情绪。

性往往也是我们应对自己内心创伤的一种方式。很多时候，那些混乱的性行为或者一夜情，与其说当事人是为了寻求性刺激，不如说他们是在处理自己内心的痛苦。很多时候，来访者都是在用性来寻求对自我的肯定，看到自身的价值，并找到某种存在感和意义。性在很多时候都是一种应对创伤的途径和行为。

还有一类比较特别的处理自己痛苦的方式是所谓的强迫偷窃。多年前北大有个学生因为偷窃而被判刑，我知道这件事的时候为时已晚，没有办法再进行干预。我后来跟学校领导说，其实在学校里像这样的情况很少会是真正的、完全意义上的犯罪行为。我曾经治疗过很多类似的来访者，他们不缺钱，完全没有必要去偷东西，但是他们就是会偷窃自己的室友或同学，或者去超市、商店偷一些不值钱，甚至非常廉价的东西。他们告诉我："我之所以会偷东西，是因为当我感到特别难过、特别痛苦，感觉自己活着特别没意义、没有存在感的时候，我去偷一个东西、冒一次险，这会让我有一种释放感，心里好受一些。"

所以，我要说的是，从心理学的角度来说，我们需要去评估偷窃行为：当事人的这种行为究竟是为了占据财物、获取它的价值，还是为了处理自己的负面情绪。尽管从法律上来讲，这两者之间并没有区别，但是如果我们能够真正地帮助和改变这些轻微违法的人，或者说在其触犯法律之前及时发现他们的问题并提供心理矫正，帮助他们用其他方式处理自己的负面情绪，可能会更加有成效和现实意义。

我们应对创伤的最后一类行为是冲动攻击性的行为。也就是说，当我们感到自己没有价值以及认为自己被否定、贬低的时候，我们就会通过攻击、伤害别人来找到自己的价值和意义，来维护自尊。在访谈了近百位监狱里的暴力重刑犯后，我发现，内心的弱者才具有更强的攻击性。

所有这些压力、痛苦减少行为都是人们用来应对、处理自己创伤的方式。这些方式的好处在于，它们能够缓解创伤所带来的痛苦；坏处在于，它们往往是非社会适应性的事物，是违反社会规则的，而且往往会破坏人际关系。

而且，通过混乱的性行为来处理和应对自己的痛苦，也往往会使自己再次陷入被性侵的境地。因为这种和异性（甚至陌生异性）之间不稳定的性关系很容易导致性侵，甚至会形成一种恶性循环。而且尽管这些行为似乎会带来一时的情绪释放，但也会使当事人陷入自我谴责，觉得自己很糟糕，这无论是对有混乱性行为还是有偷窃行为的人来说都是如此。在这种情况下，羞耻感、负罪感和自我否定会得到进一步加强，进而形成一个恶性循环。而我们心理咨询师要做的事情从原则上来讲非常简单，就是我们要帮助来访者用积极的、适应性的方式，用适应社会规则的方式去处理自己的痛苦，比如建立正常的恋爱关系、获得成就感，或者增强自我的力量，但要做到这一点却并不容易。

最后，创伤还会导致一系列其他问题。我们之前提到过，中国人不太擅长、不太愿意表达自己心理上的痛苦，所以这种痛苦在被压抑下去之后，更多地以躯体痛苦和不适的形式来表现。也就是说，很多心理创伤会演变成身体问题。

我国很多大医院都开设了疼痛专科。很多医生都知道，尽管一些病人的痛苦不是源于身体疾病而是源于心理创伤，但由于这些创伤（尤其是童年期的创伤）太过强大，人的身体甚至因此发生了改变。

在一些经历过严重童年创伤的来访者身上，我们能够看到这种创伤留下的痕迹。比如你会看到他的面部肌肉的抽搐和颤动，或者你会发现他的外表看起来像个孩子一样——然后我们发现，这个人在十来岁的时候遭受过性侵犯，于是他的外表特征就停留在了那个时刻。

当然，我并不是说他在通过这样的方式永葆青春，而是说尽管我们能够从他皮肤的色泽上看出他的实际年龄，但是他整体看上去却像个没有发育的孩子一样。

这也是为什么一些经历过创伤的人会有这样的行为表现，比如有的来访者生理上没有任何问题，但到了 30 多岁还会尿床。

那么我们应该如何治疗创伤受害者呢？首先，我们应尽可能地建构与创伤经历相反的情景与环境，这并不难，因为创伤往往是发生在人与人之间的，不仅会使受害者失去控制感和安全感，而且会破坏他们的亲密关系，所以什么情景才是有帮助和治愈性的呢？

那就是我们（心理咨询师）为来访者提供的咨询和治疗的环境，它是安全的、可控的，是可以被信赖的，是温暖和支持的。在这样的环境中，他们不会遭到任何谴责、贬低、怀疑和伤害。这样的环境，再加上良好的咨询关系——温暖的、支持的、安全的、可靠的咨询关系，能够使来访者放松下来，在其中慢慢成长和修复。他可以自己完成这个修复过程，甚至你可能都不需要去给他做特别的、针对创伤本身的治疗。

我在第 2 章中提到过，我曾经有一个来访者是性创伤受害者。我花了一年多的时间来为她的创伤治疗做准备，在我的准备过程中，我非常确信，就一般的咨询关系而言，她对我已经有了充分的信任——我们进行了五六十次咨询，很多证据都表明她对我是信任的。但是我们刚一开始尝试触及她的性创伤事件——我们只是改变了一下座椅的位置，离得稍微近一些，她就出现了强烈的恐惧。她在意识层面是信任我的，所以她并没有逃避，但是在潜意识层面还是有着强烈的恐惧，恐惧到最后出现了"瘫痪"状态。

　　我后来对这个来访者又进行了两年半左右的治疗，但我既没有再去刻意处理她的创伤事件本身，也没有刻意去处理创伤事件对她的认知、情绪或行为造成的影响，而只是进一步建构良好的咨询关系，并帮助她在现实生活中发展出好的关系。仅仅是这一点，我们就用了大概两年半的时间，来访者取得了非常大的进步。她顺利地完成了学业，并且建立了正常的恋爱关系，我想她将来也能够顺利地结婚生子。所以从社会适应的角度来看，她之后的人生发展还是很不错的。

　　我想说的是，这个个案教给了我一点，即有时未必要完成对创伤的暴露。仅仅通过良好的咨询关系和稳定化就可以使来访者自身发展出更好的自我力量，实现自我帮助。在这个个案中，尽管我并不认为来访者已经痊愈了，但待她在现实的人际关系中有了更好的改变和发展后，实际上她的症状是可以得到较好的缓解的。

创伤对大脑反应和功能的影响

　　首先，我们来思考一下，来访者的创伤症状和问题的成因是其经历了创伤事件。创伤事件不仅仅涉及我们所经历的这个事件本身，还涉及创伤对我们大脑的反应和功能的影响。人的大脑中有三个跟创伤后症状和反应密切相关的部分：第一个部分是丘脑和下丘脑，它们的主要心理功能是感知觉；第二个部分是我们的边缘系统，主要指杏仁核和海马体，它们跟创伤尤其相关；第三个部分是我们的大脑皮层，它也参与了整个创伤记忆的过程。

在此，我还想提一下这样一个观点：很多时候，在心理治疗尤其是创伤治疗中，我们治疗的就是记忆。毫无疑问，如果我们真的不记得那些创伤事件，那它们对我们就不会有任何影响，但问题是，我们会记得。当然，如果我们没有记忆的话，那我们的人生也就只剩下躯壳了。所以尽管记忆会给我们带来伤痛，但也是我们的财富。我们的记忆存储在大脑的两个部分，其中情绪记忆主要存储在杏仁核，而跟事实有关的语义记忆和情景记忆主要存储在海马体。

简单来说，就是对于曾经经历过的创伤事件，我们不仅仅会记得这件事情本身，还会记得与其相伴随的情绪。除了情绪记忆，我们的身体也会有记忆，即躯体记忆。除此之外，我们还会有感知觉记忆。我不知道你们是否经历过，有时，一种味道、一个声音就能一下子把我们带回到过去，带回到我们曾经历过的某个时期、某个事件当中，这指的就是情绪和感知觉的记忆。而躯体记忆指的是，当你想到某件事情的时候（即使你都不记得这件事的细节了），你突然感觉身体的某个部位开始疼痛或者感觉很沉重，像被石头压着喘不过气一样。

记忆可分为意识部分和无意识部分。意识部分是指我们记得的内容，而无意识部分听起来很虚无，但在我看来，它指的就是情绪记忆、感知觉记忆和躯体记忆。尽管这些记忆无法用言语清晰地表达出来，但同样会对我们产生很大的影响。

在经历创伤事件之后，情绪记忆和跟事实有关的语义记忆都会

064   徐凯文的心理创伤课：冲破内心的至暗时刻

受到影响和破坏，而其中的生理基础就是杏仁核和海马体。大脑皮层控制和影响所有的感知觉、情绪和记忆，是一个总司令部。这个总司令部执行的功能之一是认知加工，而认知加工有控制情绪和感受的作用。举例来说，我们在生活中有时会受一些委屈，比如，被老板不公平地对待，被毫无理由地攻击和批评。尽管大多数情况下，这算不上创伤事件，但是在经历这样的事情之后，我们肯定会感到委屈和愤怒，甚至想去攻击对方。

但即使我们很想去攻击他，不管是言语攻击还是身体攻击，最终我们都不会这样做。因为我们知道这样做可能会产生无法接受的、糟糕的后果。然而，尽管我们的理性认知会控制我们的情绪，让我们不采取行动，但是如果这件事情已经严重到了威胁生命的程度，已经严重到了构成创伤的话，我们大脑的各个部分之间的相互联系和相互控制就会受到阻碍，也就是说，人的理性不能再有效地控制自己的情绪和感受。

我举个例子来说明这一点。所谓的再清晰的症状，就是当我们被线索唤起创伤记忆的时候，我们会感到非常恐惧，恐惧到好像再一次经历了这个创伤本身。俗话说的"一朝被蛇咬，十年怕井绳"大概描述的就是这种体验。

我在第 2 章中讲过一个案例，那个有过创伤的女孩在我面前呆若木鸡，像一个七八岁的小女孩一样叫"妈妈"，她当时的行为看起来完全不再是一个 20 多岁的研究生，而是一个七八岁的孩子。那她为什么会有这样的情绪反应呢？是因为那一刻，她完全回到了过去，而且她的理性认知无法再控制她的情绪和感受。这就是关于创伤的信息加工理论。

临床经验告诉我们，在这种情况下要想帮助来访者，首先要做的就是帮助她回到此时此地，让她感受到现实，找到在现实中的存在感，让她知道她现在是安全的，她不再是那个被攻击和侵犯后毫无还手之力的小女孩。她现在非但不在那个犯罪现场，而且还是安全的和有力量的，即使那个施害者就在她面前，她也有力量反抗。这些措施能够让她逐渐平复下来。

创伤的冲击和影响能够割裂人大脑各个部分之间的联系，并妨碍理性认知控制人的感知觉、情绪和记忆的能力。这种割裂和妨碍的结果就是我们会出现各种各样的症状。比如，当我们的感知觉失控的时候，我们的眼前会不受控制地闪现创伤画面，而且都是最糟糕的画面。也正因如此，我们可能会出现躯体不适和疼痛；由于我们的情绪失去了控制，因此我们会情绪崩溃，我们会经历较强烈的痛苦。尽管我们明知道自己不在受虐现场，但那些痛苦的情绪还是会被唤起，因为它们不受认知加工的控制和影响。在我们全身心的感受都很负面、糟糕时，我们的认知也会因此而产生强烈的绝望和自我否定感。

创伤治疗的阶段

创伤治疗一般可分为以下三个主要阶段：（1）稳定化；（2）创伤暴露；（3）重建生命的价值和意义。下面我们来简单分析和讨论一下整个治疗过程。

对于我们之前说的所有典型的创伤症状，我们应该怎样进行治疗呢？创伤治疗不应该直接处理创伤事件本身，打个比方来说，创伤治疗与心理咨询的不同之处就在于，它更像一种外科手术——有非常明确的病灶。我们要针对来访者的创伤事件进行治疗，就像做外科手术一样，需要打开腹腔，找到病灶并将其切除。但是我们知道，任何一种外科手术都不可能直接去处理病灶本身，这是为什么呢？

因为打开腹腔本身也是一种创伤过程，打开腹腔跟往肚子上捅一刀在本质上是没有区别的，所以它会使人的处境更加危险，但是我们为了救命又不得不打开腹腔，那我们该怎么办呢？我们知道，做任何外科手术之前都必须做两件事情：第一件事情是准备麻药；第二件事情是预防感染和准备输血。也就是说，我们只有在充分准备的前提下，只有在病人能够承受外科手术的疼痛的前提下，只有在保证他不会遭受二次创伤感染，包括失血所造成的负面影响的前提下，才能够对他展开治疗。

在此，我也想强调一点，在心理治疗的过程中，很多来访者都会感到很不舒服，因为作为咨询师，我们需要他们去回忆和处理他们曾经历过的糟糕的事件。没有谁来见你是为了讨论自己愉快的感受，绝大多数人谈论的都是负面情绪。这种负面的情绪或感受，很大程度上都是由咨询过程所唤起的不愉快经历所致。所以，我要说的是，很多时候来访者都会报告说自己在接受咨询以后反而感觉更糟糕了，因为在咨询师那里要回忆、诉说、谈论那些糟糕的经历，说完以后情绪就会变得更糟糕。这种情况确实很常见，所以我特别想跟大家强调的是，无论我们是自我帮助还是帮助别人，首先要做的都不是直接去处理创伤事件本身，而是要使自己或来访者更有力量去自我帮助和耐受接下来的创伤暴露所带来的痛苦。

所以创伤治疗的第一步是稳定化（stabilization），意思是，尽管来访者的创伤问题还没有解决，但我能够帮助他调节自己的情绪，即使回想起创伤事件也能够通过自我安抚，比如说进行自我催眠，来为自己提供一个安全岛。你可以想象自己躺在海边的沙滩上看着蓝天白云，眼前的景象就是一个典型的安全岛的情景。也就是说，我们要用美好的感受和体验去填补、去综合、去安抚自己被唤起的负面情绪和感受，这就是稳定化。

稳定化是一个很大的话题，涉及以下几个层面：首先是生理稳定化，即个体的身体是安全的，不会受到攻击、威胁和伤害；其次是社会稳定化，即个体的社会关系是稳定的，个体能够拥有或保持比较好的社会功能；最后是心理稳定化，即个体能够自我调节情绪。所以我们有很多工作要做，我们要使来访者变得更强大，更有力量，并得到足够的社会支持和咨询关系的支持。只有在来访者实现充分的稳定化之后，咨询师才能够和他一起面对创伤所造成的影响，才可以进行创伤暴露，让其去详细回忆整个创伤事件的过程，用创伤暴露去修复创伤。

在通过系统的创伤暴露以后，我们因创伤而产生的负面情绪会被消解：我们由创伤导致的对自己的负面评价、负面认知会被改变，变得更具适应性，也更符合现实；我们会明显感觉到躯体记忆被修复。这就完成了创伤治疗的第二步——创伤暴露。

创伤治疗的第三步是重建生命的意义，在经历创伤暴露之后，我们会对自己生命的价值和意义有一个新的升华和认识，我们能够从创伤中获得成长。尽管创伤会给我们带来很多伤痛、很多糟糕的后果，但我们也能够看到，很多人尽管经历了创伤事件，但他们的人生一样精彩，甚至更加精彩。美国非常著名的脱口秀主持人奥普拉·温弗瑞（Oprah Winfrey）早年间就经历了很多创伤，包括性创伤，但是她现在不管是事业还是生活都很不错。所以，在治疗的第三步，我们的工作是有一些哲学意味的，就是要在存在、人生意义层面上帮助来访者进一步成长和发展。

通过这三个步骤，一个人的心理创伤能够比较完整和彻底地被改变和治愈，至少他的生活功能和现实功能能够有一个非常明显的改善和提高。

第 4 章

理解创伤与经历创伤的人

在这一章中，我们将深入讨论创伤对我们的影响，包括如何理解经历创伤的人，以及如何在理解的基础上帮助他们。

创伤对人的整体影响

关于创伤对人的影响，我想做一下总结。我觉得我们要始终牢记，我们治疗的起点不是症状，而是个体对创伤事件的体验和感受。而这种体验和感受在很多情况下都不是一次性的，可能持续了很多年，因为个体的成长环境是创伤性的，伤害他们的往往是他们的父母、他们的家人。这种体验和感受还有一个特点，那就是它是先占性的。

所谓先占性是指当事人只见识过那种糟糕的关系，他没有见过好的、健康的关系。就像我之前提到的，一个女孩的父亲是个酗酒者，她在成年之后也可能会嫁给一个酗酒者，并再次卷入家庭暴力中。为什么这种经历会在她的生命中重演呢？是因为她没有见过，也不知道其实大多数男性是既不酗酒，也不会动辄情绪失控的。

因此我要强调一下，来访者出现的症状、体验、感受、行为越不合理、越不合常规、越极端，实际上就可能越重要、越真实。这些症状背后大都有创伤的痕迹。从治疗的角度来讲，一个人的问题奇怪、复杂或者严重并不可怕，可怕的是他没有症状，看起来好像非常平和、平常。而这种平和背后的实际情况可能很糟糕，而且我们也很难真正帮助他们打开心扉。在这种糟糕的状态背后，往往都隐藏着创伤。

创伤不仅会改变一个人对自己、对他人、对世界的感受和体验，还会改变他的人际关系。以边缘性人格障碍为例，有边缘性人格障碍的人的一个典型特征是没有界限感。为什么他会跨越人际界限呢？是因为他过去一定经历过很多被跨越正常保护性的人际界限的事情，所以对他来说没有界限的概念。例如，中国人和美国人对于人际界限的观念就有很大的区别。在中国文化中，人与人之间没有什么界限感，我们习惯了这种相互侵入、相互融合的关系，这种关系构成了人与人之间更紧密的联结，但同时也导致了界限不清；而美国文化下的人际界限可能要比中国的清晰得多，甚至父母与未成年孩子之间的界限也要清晰得多，这种清晰的界限在中国文化下可能是缺乏温情和社会支持的。不过在这方面并没有绝对的好坏之分，我们也要尊重不同文化之间的差异性。但是如果一定要以西方的文化为标准来评判中国人的人际关系特点，并否定中国文化就非常荒谬了。

理解受到创伤的人

美剧《犯罪心理》有一集讲了一个连环杀手，他非常残忍地杀害了很多受害者。他最近也是最后一次实施的犯罪行为伤害了一对警察夫妇，并绑架了他们八岁的女儿。警方出动了大量警力也没有抓住他，后来通过汽车电台和他谈判，试图说服这个双手沾满鲜血的连环杀手释放人质。这是一项非常艰巨的任务。值得庆幸的是，谈判最终取得了成功。

大家可以根据影片，结合本书前几章和本章的内容来思考一下：为什么难度如此大的危机干预、谈判工作能够取得成效？我们应该怎样去理解这个连环杀手，他是如何成为一个恶魔的，这背后的原因是什么？跟他的创伤经历有什么样的关系？我们如何通过理解他的创伤经历，来捕捉和掌握他的心理状态？

我再和大家分享一部电影——2017 年版的《史蒂夫·乔布斯传》。这部电影能够让我们从心理学的角度去理解人的行为，理解一个人为什么成了现在的样子。其实在此之前，我对乔布斯也有所了解和分析，我读过他的传记，对他的生平事迹都有一些了解。而这部电影让我更清楚地明白，为什么苹果电脑、苹果手机会发展到今天的规模，以及乔布斯的创伤经历对他及其事业、亲密关系和作品的影响。很多人都在使用苹果手机，我们知道，在苹果手机问世之前，几乎没有哪款手机的后盖是不能被打开或很难打开的，电池是不能更换或卸载的。苹果可能是最早如此设计手机的品牌。

苹果手机还有一个更特殊的地方在于，之前的手机基本上都是安卓系统或者塞班系统，但苹果手机有它自己独特的操作系统，它不兼容任何系统，这在商业上是有很大风险的。当然，苹果手机还有其他一些特点，包括好用、用户体验好，等等。那苹果手机为什么会有这些特点呢？当你看完乔布斯的传记以及相关电影后，你可能会有更深刻的理解。在我看来，苹果手机活脱脱就是乔布斯本人。这让我不禁想感叹一下，一个人的人格特点竟会完全投射到他的产品上。

很多人都知道这样一个细节，乔布斯跟前女友生了一个名叫丽萨的女儿。非常有意思的是，在他的生命当中，做得最失败的一款电脑系统就叫丽萨。然后，在苹果 II 型取得巨大的成功之后，他把自己团队潜心研究开发的第三代电脑命名为丽萨。但同时，他也正在经历一场官司——他的前女友起诉他，要求他支付丽萨的抚养费。亲子鉴定证明他就是丽萨的亲生父亲，而且法官也已经做出判决让他支付抚养费，但他仍然彻底否认。按理说几百美金对于他这样的亿万富豪来说根本不算什么，但他不仅不支付抚养费，还告诉《时代周刊》的记者："全美国有 22.8% 的男人都有可能是那个女孩的父亲，不见得是我。"他的这种否认亲子鉴定和抛弃私生女的行为看起来非常匪夷所思，但与此同时，从影片中，我们又能够看出他非常爱自己的女儿。对于这种匪夷所思、前后矛盾的行为，我们该怎么去理解？

在这样一个伟大的 IT 天才、一个具有理性和创造力的商业天才背后，竟然有这么矛盾、复杂的情感。这背后的根源是什么？是因为乔布斯本人也是一个私生子，而且一出生就被抛弃，还不止一次被抛弃。值得一提的是，乔布斯后来找到了他的生父，却没有和他相认。我要说的是，出生后被抛弃的创伤对乔布斯一生的重大事件都有着巨大的影响。所以，这种亲密关系创伤可能对人的影响是决定性甚至终生的，很多人可能一生都走不出来。

对于乔布斯来说，由于一出生就被最应该爱他、保护他的父母抛弃，遭受了严重的心理创伤，他极其缺乏安全感和控制感，也很容易焦虑，难以建立对他人的信任。这些心理创伤造成的人格特点在他自成体系、全封闭的苹果手机系统和难以打开的手机外壳等方面得到了充分的体现。而对产品完美的极度追求也使得苹果的用户体验更美好，因为它的创造者乔布斯本身就是最挑剔和敏感的用户。

多角度理解创伤

这一章的主题是，我们要从更多、更深入的视角去理解心理创伤对人的影响，以及处在心理创伤中的人会有什么样的心理特点。当我们想要去和他们相处、想要帮助他们的时候，需要有哪些觉察。

创伤的症状反映了自我修复的过程

首先，我们应该这样来理解创伤后所出现的所有症状，即那是人自我处理、自我修复创伤的过程。也许我们还可以再加一句：在我看来，除了一些完全由生物因素所致的精神障碍外，比如精神分裂症的幻觉和妄想（我们知道，除非使用抗精神病药物，否则这些症状很难缓解，因为它们与脑神经递质的改变有明显的关系，它们在所有精神障碍中只占约 5%），其余精神障碍都是由社会心理因素所致。这些症状中的大部分都与个体的创伤经历有关，所有这些症状都是人对所经历过的创伤事件的应对和适应。

我想再强调一下一个非常重要的观点，因为这涉及我们接下来要谈的另一个因素。我们知道，人生来就有一种对于自己失控和表现异常的恐惧。患上躯体疾病通常不是什么羞耻的事情，但是如果一个人有所谓的精神障碍、心理障碍，似乎就非常丢脸，会使人产生一种病耻感。所有异常行为，不管有多么不合情理，都是人们为了应对痛苦而产生的。比如我们前面提到的多重人格障碍，听起来非常戏剧化，感觉非常不真实。那个有多重人格障碍的人有七个"分身"，他非常成功地把一份痛苦变成了七分之一份，这是一种多么奇妙而高明的应对创伤的措施啊——"我被吊打，我难以忍受被吊打的痛苦，更难以忍受的是被我的至亲、我的父母虐待，所以我把自己解离出来，就好像被打的那个人不是我，我只是在旁观而已。"这些症状本身就是对异常环境的适应和应对。

换句话说，为什么我们没有这样的症状呢？是因为我们没有经历过这一切。有些人之所以会有这样异常的行为或症状，是因为他们经历过异常甚至可以说变态的环境，而那些症状恰恰可以帮助他们应对这些环境，从而生存下来。所以它们实际上是一项生存技能，是一项能够减轻自身痛苦的技能。

那么，既然这些症状对我们有意义，我们为什么还要进行治疗呢？这是因为这个人现在已经摆脱了这样的环境，但他还在继续沿用过去的方式来应对环境，而这种应对方式和当前的环境已经不匹配了，还降低了他的生活质量，破坏了他的亲密关系。

比如说，作为咨询师，有时我们会看到一个非常优秀的成年人会在特定的情景下完全失控，做出孩子一样的行为，或者自我伤害的行为。你会觉得这很不可思议，人怎么会丧失理性到如此地步？但是你要知道，在他小的时候，他可能只能用这样的方式才能摆脱伤害，或者说才能处理掉自己的痛苦。而他的问题在于，他是在用孩子的方式来应对他已经摆脱了的那个创伤环境之外的成人世界。这就是我们要去帮助他改变的原因。他的这种与现在的生活环境、工作环境不相适应的行为会破坏他的亲密关系，并降低他的工作能力，所以他需要去治疗。

很多症状和行为本身也能起到自我治疗的作用。这是什么意思呢？我们之所以会情绪崩溃，是因为过去的记忆被唤起。但在我们一次次地暴露在这些创伤面前之后，尤其在获得良好支持的情况下，每暴露一次，我们对这种情景的反应强度就会降低一些，时间就会缩短一些。我们知道，无论是冲击疗法还是系统脱敏疗法，其核心原理都在于人为地让这个人去经历创伤性的体验，从而降低这个人对创伤体验的负性反应。

所以说，症状本身也是一种自我处理和自我修复的过程。举个极端一些的例子，有的女孩会通过一些社交软件去寻找一夜情。看起来她们似乎有强烈的性需求，但是这样的来访者通常会告诉我，其实她们最愉快的时刻是在感到对方被自己吸引时；而真正和对方发生性关系后，自己反而会感觉好像在重新经历性侵犯一样。而在这样的（性滥交）事情过后，她们又会对自己产生强烈的否定，觉得自己很糟糕、很脏。即便是这样一种道德上不允许的行为，从心理创伤的角度来说，也是一种自我处理和自我修复的过程——她们用这样的方式来克服过去的创伤经历，变被动被侵犯为主动寻求性关系，让自己对两性关系有更多的控制感。这就是在减少过去的性创伤经历对自己的冲击和影响。

有时我们还会听说这样的事，就是某个人反复地遭受性创伤，或者不知为何她找的另一半不是有暴力倾向就是有性虐待倾向，你会觉得这个人真的很不幸，似乎无法摆脱她的宿命。这是为什么呢？我要说的是，问题不在于她穿着暴露（所谓的受害者有罪论），而在于她与他人之间的互动方式，这些互动方式使其容易进入被性侵犯或者说被暴力对待的情景。

我并不是说来访者是故意使自己遇到这样的状况的，而是在她跟他人互动的过程中，由于这种性创伤经历可能是她和异性之间唯一的性经历，她在这方面没有其他经验，所以她潜意识里可能会因为想要克服自己的创伤体验，而在和异性交往的过程中表现出容易被攻击和侵犯的倾向。举个例子，无论是从法律还是从伦理道德的角度来说，遭受家庭暴力的人毫无疑问是受害者，但是从另一个层面来说，他们本身也可能会因为创伤经历而表现出某些行为倾向。比如说有的女性被丈夫施暴，然后你会发现，她的父亲也经常对她母亲甚至她本人施暴,而她的父亲为什么会这样呢?因为他酗酒。每次酗酒之后,他都会虐待、殴打自己的妻子甚至是自己的孩子。因此从长远的角度来说,如果我们有过这种创伤经历,那我们就会知道一个喜欢喝酒、酗酒的男人在喝醉酒之后会失控,会变得暴力。但是,你同时也会注意到,大约三分之一的在这类家庭中长大的女性成年后找的伴侣都和自己的父亲非常相似,也是酗酒者。也就是说,她会刻意地选择一个实际上很有可能攻击自己的人。我的很多来访者都是这种情况,有时甚至会走向另一个极端,就是她自己也会变成一个酗酒者。

我有一次参与的危机干预令我印象特别深刻。这是一个特别优秀的女大学生,但是有严重的自杀、自残倾向。我还记得,在看到她自残的现场时,我和其他老师、同学都非常心疼。我第一眼看到她的时候就大概明白发生了什么事情,因为她的穿着打扮完全不像一个女大学生。她自残的一个重要原因就是她的父亲酗酒,并且在醉酒后会对她和她母亲施暴。但同时我也发现,她自己也会去危险的地方喝酒甚至酗酒,所以我当时做的一件非常重要的事情就是去干预她的酗酒行为,先帮助她使那些会将自己置于危险境地的行为得到有效控制。

我们前面提到,创伤症状本身是有意义的,也是一个自我疗愈的过程,但是这种疗愈往往不够成功,会滋生新的问题。但是,我一定要强调,它是有积极意义的。这种积极意义包括创伤会促使人成长、发展,变得更有智慧。我们之前也谈论过类似的观点,即所有影响巨大的宗教都产生于乱世，而这些宗教的创始人也往往是在应对创伤和逆境时非常有智慧的人。

在我看来，我们这个时代之所以无论是在科技上还是在文学创作上，都很少出现真正的大师，其中一个很重要的原因就在于我们一直生活在太平盛世，生活在和平年代。而很多伟大的作家，如托尔斯泰、契诃夫、马克·吐温都是经历过心理创伤的。还有我国的曹雪芹，如果不是家道中落，也许就不会写出《红楼梦》这样的巨作。你会发现很多伟大的艺术家都经历过严重的心理创伤。

创伤能够使人更加积极和智慧

创伤能够促使人们发展出更加积极甚至智慧的生存技能，使其能够更好、更深入地了解和欣赏自己。因为创伤能够使人明白自己想要、需要什么，并且提高他们的共情能力，使其对生命的洞察更加全面和广泛。

有些咨询师经常会不自觉地说："某某是边缘性人格障碍。"我们会给人贴标签，觉得他就是一个怪人、病人。但是很多关于边缘性人格障碍的研究，包括我自己的人生及咨询经历都告诉我，边缘性人格障碍的人有非常强的共情能力，他们对人际关系更加敏感，更能体会别人的感受和体验，也更能感受和体验自己。他们之所以会出现边缘性人格障碍，主要是因为经历了严重的创伤。在我的心理咨询工作中，有这种人格障碍的来访者几乎都经历过创伤。

此外，一些经历了丧失的人可能会发展出新的独立性。我们也经常说"穷人的孩子早当家"，这和创伤都是有关系的。人们在经历创伤事件之后会对生命更加豁达。举个例子来说，有一对夫妇在汶川地震中失去了自己的孩子，而且后来一直没能再生育，他们开办了一个养猪场而且办得很成功，赚了不少钱。这位妻子可能也是没有什么需要花钱的地方，所以就开始打牌，大手大脚地花钱。我们采访了她的丈夫——一个特别老实巴交的农民。

问："你家的钱都由谁保管？"

答："钱都由我老婆保管。"

问："那你知道你老婆花钱特别厉害吗？"

答："我知道啊！"

问："如果她把钱花完了怎么办啊？"

答："花完就花完了，花完以后我们原来过什么日子就还过什么日子，钱不重要，只要我老婆开心就好。"

…………

我不觉得这是一种怕老婆的行为，而是在经历了创伤事件以后，他们明白钱真的不重要，重要的是夫妻关系，重要的是感情。

在灾区，很多时候我们都可以看到，人在经历创伤事件以后，反而活得更加豁达，对人生、对金钱、对物质的看法更加通透。我们会发现，尽管创伤事件不可改变，但这并不意味着症状无法改善。作为治疗师，我们要相信未来会发生美好的事情；我们不仅要减轻和改善来访者的症状，还要帮助他，让他能够从创伤经历中有所收获，对将来的人生有更多的理解和悦纳。

一个来访者告诉我，他曾经差点被人杀死，但是在我们讨论了他的那次经历之后，他产生了一个比较积极的观念："不管怎样，至少我活下来了！虽然现在想起这件事情，我还是会感到害怕，但我会因此更加珍惜自己的生命。因为当时我真的觉得自己要死了，所以我对现在的每一天都更加珍惜。"这个来访者在这件事发生四年后考取了一所常春藤大学的博士，并在此后的人生中都表现得非常出色，他的那次可怕的经历没有对他的人生造成多大的负面影响。

学会尊重创伤本身

经历创伤的人要面对巨大的心理痛苦，我觉得即使是用"巨大"一词也不确切，无法形容出这种痛苦的强烈和难以忍受。所以我觉得在创伤干预的过程中最难的一件事情就是去深入理解来访者的痛苦。理解的前提是尊重，而尊重的意思是说，首先你要承认，你真的有可能无法完全理解、体会到他的巨大痛苦，所以你无权对他指手画脚，没有权力去说"你要节哀，你要想开一点"。你的这种简单的安慰对于经历严重痛苦的人来说非但没有帮助，反而会让他们感到很愤怒。他们可能会直接跟你说："你完全理解不了我的痛苦是什么。"

不管是作为心理咨询师还是作为普通人，当来访者或者周围的人经历了痛苦之后，我们最容易犯的错误就是简单地说："你要振作起来，你要接受我的帮助，你要去面对这个创伤，你不能逃避。"
我有一个朋友，在他的家人去世后，周围人都告诉他说"你要坚强，你要节哀顺变，你一定要坚强起来"，这让他感到非常难受和痛苦。他告诉我："这个世上最爱我的人走了，你让我坚强，你凭什么让我坚强，我现在就是想放声痛哭，就是想把我内心的痛苦充分地表达出来；我不需要坚强，我需要的是尊重自己的内心感受，允许自己痛苦。"所以，对于这些经历严重创伤的人来说，无论他们经历的是自然灾害、人际创伤，还是家人离散或丧失，我们都要允许他们阻抗，允许他们回避；我们要尊重来访者在刚经历这些事件时想要回避的状态。

然而，这种接纳和允许只能持续较短的时间，而不能长期如此。在开始经历创伤时，当事人的这种表现完全是合理的，也完全是可能的。我在处理和应对一些创伤个案时常常会这样问自己："如果我是对方，如果我经历了那些糟糕的事情，我会怎么做？"我发现，从这样的角度去处理个案，会让我有一种全新的体验和感受，因为我根本就无法像他们那样做得那么好，也做不到像他们那样有勇气——他们真的是经历了巨大且难以想象的痛苦。

我的一位来访者曾经历了一系列性创伤和丧失。她来见我的时候正在读大一，她有严重的自杀倾向，周围的人都很担心她；她还有很多其他症状，包括对人际关系特别敏感、害怕被伤害等。但是，尽管她经历了那么多我们难以想象的悲惨经历，但是她还是能够平静地坐在我面前。她是一个很优秀的大学生，成绩很好，还拿了一等奖学金。我当时就在想，换作我的话，我可能都没有勇气活下去，因为那些创伤实在太难以想象了。

所以，我认为，我们应该发自内心地去尊重那些经历了创伤的人，承认、接受自己并不能完全体会和理解他们的痛苦。尽管如此，我们可以表露出我们想要理解他们的态度，一种想要协助和帮助他们的积极态度，而不是自以为是地说："你要按照我的方式去做，你必须要在 72 小时之内进行创伤治疗，否则就会终生难愈。"我们很多专业人员都干过这样的"蠢事"。

另外，我们要欣赏来访者面对创伤的勇气，以积极的态度去关注他们。我们要知道，和来访者在一起，接纳他们的痛苦，欣赏他们面对创伤的勇气，这一点本身就是非常好的治疗和支持。

最后，我们必须要看到"希望"。我们不要把创伤看作一件非常糟糕的事情，而要把它看作我们人生中的一次特殊经历，一种挑战。我们完全可以把创伤变成财富，把危机变成契机，把痛苦当作觉察、成长的机会。我们要让来访者看到这种可能性，看到我们具有令人难以置信的自我康复能力。这就是我们对创伤、对理解创伤应有的基本态度。

如何从创伤中复原

首先，要想帮助一个人从创伤中复原，我们要知道心理创伤的核心体验是什么。所有心理创伤都有同样的特点，那就是当事人的人际关系是糟糕的，在情绪、感受和行为上是失控的。我们经常会听到他们说："我失去了控制，我失去了亲密关系。"如果来访者遭受的是人际创伤，如果那个施害者是其最亲密的人，那么这种体验是极其可怕的。当自己的生命和尊严无法得到基本保障时，这种体验是非常痛苦的。

重获控制感和亲密关系

所以，我们的疗愈要以帮助来访者恢复他对自己的控制感和建立新的、良好的亲密关系为基础。由于来访者的创伤是由失去控制和亲密关系所致，因此我们要帮助他们重获控制感和亲密关系。做好这两件事情，创伤的核心体验基本上就解决了。在此之后，一系列症状会自然缓解。

多年前，我处理过一个很困难的个案。来访者突然毫无原因地出现了非常严重的自杀倾向，非常奇怪，甚至连他自己都说不清楚为什么会如此。因此，我想这应该是潜意识层面的创伤记忆被唤起的结果。之后的事情证明我的判断是正确的，他确实经历过非常严重的创伤，而当时现实中的偶发事件唤起了他的这段创伤记忆。我意识到，像这样严重的创伤，大概需要一两年的时间去逐步治疗，但因为当时我有其他事情要去外地，只能给他不到三个月的咨询时间。考虑到来访者很信任我，所以在没有充分铺垫、没有进行更深入细致的评估和稳定化治疗的情况下，我对创伤本身进行了处理。结果我发现这种直接针对创伤的治疗效果非常好，进行得非常顺利。他的症状有了明显的改善：创伤体验减轻了，对自己的负面认知和评价也减少了。整个过程顺利得令人难以置信，所以在最后几次咨询中，我把我的感受和想法说了出来："我觉得你好像进步得太快了，最近发生了什么事情吗？"然后来访者告诉我说："我都是装的！我为什么要装？为什么要骗你？因为当你和我谈起那些创伤体验时，我感到非常痛苦，但是我知道你是为我好，所以我该怎么办呢？我（在治疗当中）不用再承受这种痛苦的唯一方式就是尽快'好起来'，这样我们的治疗就会结束……"

我举这个例子（也是我曾经犯过的错误）是想说明，我没有真正深入体会和理解来访者，反而因为急于求成给他造成了新的痛苦。但由于时间关系，再加上当年还没有网络咨询，所以在最后几次咨询中，我把所有的关注点都放在修复他的亲密关系上，帮助他找到现实生活中亲密关系的资源，并去修复、改善这些资源对他的支持。这几次咨询的效果真的很好，来访者之后的改善是非常明显且真实的，并且这种积极的改变即便在咨询结束后还一直延续了下去。

赋权

我们在面对和处理创伤个案的时候，首先要遵循的观念和原则就是赋权（empower）。由于所有创伤受害者都会产生一种强烈的失控感，因此，要想让他们从创伤中复原，首先要让他们恢复对生命、对自己、对他人以及对亲密关系的控制感。在此过程中，他要做自己复原工作的发动者和决策者。其他所有人，包括他的家人和心理治疗师都是支持者，要为其提供协助与情感关怀……总之，我们要让来访者感到他可以控制整个进程。

在我刚才谈到的案例中，由于我作为治疗师过于强硬和主导，因此尽管来访者非常信任和支持我，但是整个治疗过程实际上都是由我来决定的，我并没有充分感受、体会和把握创伤暴露过程本身给来访者造成的痛苦，以致治疗初期的不成功。所以让来访者获得控制感是创伤治疗和修复的第一步，也是至关重要的一步。

那么，在具体的咨询或者在与经历过创伤的人相处时，我们需要怎么做呢？我们首先要做的就是充分尊重他们的意愿，问问他们希望怎么做，允许他们先回避一段时间：可以先讨论他们愿意讨论的问题，直到他们对心理咨询师或周围的人有足够的信任，或者准备好去面对和处理创伤。如果来访者还没有准备好或者出现了阻抗，那么原因很简单：来访者来寻求你的帮助，他当然是希望改变的，但是如果这个进程不能由他把控，进行得过快或过深的话，就会让他感到非常痛苦。这说明来访者还没有准备好去面对他的问题，那么怎样才能让来访者准备好呢？很简单，我们能够做的最重要的准备就是关系层面的准备，要让来访者在咨询关系中感受到足够的安全、温暖和支持，感受到被理解和被保护。当他准备就绪的时候，再让他做决定——要不要做"手术"，要不要解决创伤问题。总之，要让他把握整个咨询进程。我们经常说咨询"走得越慢，到得越早"，就有这方面的因素。

第 5 章

让我靠近你，抚摸你的伤痛

在这一章中，我们将继续讨论如何有效地帮助受过心理创伤的人，无论是你的朋友、你的家人，还是你的来访者。

警察对连环杀手的谈判策略

我们回过头来继续思考在第 4 章前面提到的案例。在美剧《犯罪心理》中，一个连环杀手在杀死一对警察夫妇后绑架了他们的女儿，那么这个连环杀手都有哪些心理状态，警察在和这样一个杀人狂魔谈判时运用了哪些心理咨询技巧，以及背后的理论依据是什么呢？

我们每个人都会根据自身独特的经历和经验去理解发生在我们身上或身边的事情。我自己可能更多地从创伤理论、精神动力理论和我曾经在监狱里对反社会型人格障碍的研究，以及对各种伤痕累累、有非常严重创伤的服刑人员的了解来尝试回答上述问题。我的观点未必正确，我们可以仁者见仁，智者见智。

我们先来谈谈那位警察在谈判时使用了什么理论和技术。在我看来，心理咨询中往往存在这样一个规律，即越复杂、越"神奇"

或者越夺人耳目的疗法，往往越不靠谱。就像医学一样，最好的治疗往往是那些看似平淡但很科学、扎实的工作。医学从来不寻求奇迹，而是寻求科学原理并且付诸实施。同理，警察运用的实际上是最基本的心理咨询会谈技术：真诚的态度，准确而深入的共情，恰如其分、时机恰当的面质。所有这些大概是他有效影响杀手最重要的原因。

首先，我们先来谈谈真诚的态度。为什么真诚的态度会对这样一个穷凶极恶的连环杀手有影响力？在剧中，我们了解到，这个人身上的恶都源于他童年期遭受的非常严重的心理创伤。他的母亲是一个性工作者，而且会逼迫他去看自己和嫖客发生性关系的过程，甚至还把他出卖给嫖客，让他被嫖客鸡奸。他母亲说的一句话令我印象特别深刻："他付了很多钱，所以你要忍受被羞辱。"最后他愤而杀死了他母亲和那个嫖客。我想他举枪射向自己母亲和嫖客的时刻，大概是他第一次对自己的创伤经历和命运有控制感的时候。

这恰恰也是我们在第 4 章中谈到的，创伤的共同点是当事人觉得自己失去了控制，没有办法控制自己的命运，也没有办法为自己做决定或做选择。所以在跟有创伤的来访者一起工作时，非常重要的一点就是要让他对自己的命运有控制感，我们要对他赋权，让他感到安全。如果你没有过他这样的经历，可能确实很难理解他的这种感受，即他需要更多或者说绝对的控制权才会感到安全，他的安全阈限和没有过这种经历的人是不太一样的。而欺骗是最让我们感到没有安全感的事情，所以这名警察一开始就告诉谈判对象："我是个警察，我不是什么谈判专家，这是我第一次做这样的谈判，你看我真的有点紧张，有点语无伦次，刚刚我还说错了话，但我是个母亲，我也有一个孩子。"她的这种恰当的、真诚透明的态度和自我表露，能够使谈判对象在很大程度上感到安全和可控。

在我以往的咨询和督导过程中，我也发现，如果咨询师过于强势和控制，如果他遇到的又恰好是有严重创伤的来访者，那么在接下来的咨询过程中，咨询师和来访者很可能会就咨询的控制权发生非常激烈的"争夺"，这样一来，要不了几次咨询，一个合作共赢的咨询联盟就会被彻底破坏掉。

尽管对于一些来访者来说，咨询师强势一些未尝不可，但是对于一个心灵上遍布创伤的来访者来说，你跟他争夺控制权，实际上就是在剥夺他的安全感，如此一来咨询联盟恐怕很难建立起来。

顺便说一句，为什么有的咨询师会强势，会那么需要控制感呢？我想大概咨询师自己也需要进行深入的自我探索和成长。我想在这种操控背后，应该也有同样强烈的不安全感和自卑感。这是我要说的第一点。

我要说的第二点是，咨询师只有在了解来访者的既往经历、成长背景后，才能够对其产生深入的共情。这种深入的共情不仅指我能够站在你的立场上看问题——这是认知共情，还包括情感共情，即我能够体会到你强烈的孤独和恐惧，而且，由于我知道你过去的经历，我还知道你的孤独、恐惧是从哪里来的。

就我自己的经验和观点而言，我经常会说，在你深入理解了共情，理解了来访者之后，你跟他建立深入、有效的咨询关系就变得一点都不难了。就我自己的咨询经历而言，基本上我所有不够成功的咨询都有一个特点，那就是我没能深入地理解来访者，没有做到非常好的共情。

我要说的第三点是，正因为已经建立了良好的咨询关系，所以咨询师才能够进行恰当的面质。共情意味着我能够理解你的痛苦，以及你的痛苦是造成你现在很多问题的原因，但是这并不意味着我能够接受你的行为。尽管我们应该尽可能去理解和接纳来访者的经历和情感，但这并不意味着我们要认同他们的行为。就好比我在监狱里的工作，我觉得我能够从每一个服刑人员的经历中体会到他为什么会有那些行为，所以我能够与他们建立良好的咨询关系，并有效地帮助他们，哪怕他们看起来"穷凶极恶"。但是我当然不能认同他们因为自己痛苦就去伤害甚至杀害他人的行为，这涉及界限和关系之间的平衡。

我要说的第四点是，在剧中，这名警察告诉杀手："你以前总是通过伤害他人来获得安全感，那你有没有注意到，你在这样做了之后依然还是孤枕难眠。现在你有一个机会，就是不让这个小女孩重复你的悲惨命运，你可以做一个新的、不一样的选择。"警察给了杀手一个选择的权力，这符合我们前面说的心理创伤治疗的首要原则——赋权，让杀手第一次真正自主地为自己做决定，跳出他原来的问题模式，即通过伤害别人来获得短暂的控制感，而意识到他可以用一种不同的方式来真正获得他所需要的东西。

这其中还有一个非常巧妙的部分，就是这名警察引发杀手产生了一种积极的移情——把这个被他绑架的小女孩看作在差不多相同年纪受到严重创伤的自己，让杀手对这个孩子产生了更多的共情。这跟我在监狱里做的反社会型人格障碍服刑人员的心理矫治工作有很多相似之处，我工作的目标并不是逼迫他们认罪，而是提高他们的共情能力，使其能够站在他人的立场上去看待和理解问题。一旦做到这一点，他们就能认识到自己对他人造成的伤害，进而认识到自己的罪行。

以上是我关于这个美剧片段的一些思考，接下来我将讨论创伤治疗的基本原则和策略。

创伤治疗的基本原则

安全感

创伤治疗的首要原则是赋权，这一点我们在第 4 章中已经介绍过了。第二个原则是要提供和确保安全，这里的安全是一种广义上的安全，不仅仅指心理安全，还包括身体安全，因为来访者首先需要感受到身体安全，没有被攻击、伤害、侵犯的可能性。然后我们还需要在以下一些层面上对他们进行评估。

自杀倾向。首先，我们需要评估来访者有没有自杀倾向，如果有的话，我们需要采取一系列措施来降低他的自杀倾向，比如帮助他找到更多的资源，找到在危险情况下可以为其提供帮助的人。

自我伤害、自残的倾向。如果来访者有这类倾向，那他也需要进一步的帮助来处理自己内心的痛苦。

自我羞辱、自我贬损的倾向。如果来访者与施害者之间的问题互动模式仍然存在，那么来访者很可能会不断重复这种自我羞辱和自我贬损的倾向。

值得注意的是，一些有严重创伤的来访者很有可能会把自己对施害者的愤怒和敌意转移到他周围的人，包括咨询师身上，这是一种非常典型的移情。而这种情况也很容易会使咨询师产生反移情，即咨询师被卷入来访者的问题模式，从而有可能攻击、伤害来访者。所以我们也需要确保咨询师不会在身心任何一方面去伤害来访者。

顺便说一句，在我了解的所有咨询师和来访者发生了性关系的个案中——这在心理咨询中是红线问题，是最严重的伦理问题——来访者基本上都有严重的创伤经历。所以这种行为就是咨询师和来访者之间互动的结果——来访者往往是严重创伤的受害者，并且在咨询过程中重演了他的问题关系模式，和咨询师发生了不当的性关系。

除了身体安全之外，我们还要保证来访者的心理安全。心理安全是指来访者在咨询和治疗的过程中不会被批评、拒绝、羞辱或误解，而是会被认真地倾听和关注。而且，咨询师是值得信任的，咨询师和来访者之间的界限是可靠和安全的。也就是说，我们要为来访者构建一个安全的咨询环境，而这个环境本身对来访者就会有治疗作用。

当我们需要让来访者经历创伤暴露，去面对和回忆他的创伤经历时，来访者会感觉到，虽然自己会被唤起很多创伤性的体验和记忆，但是咨询师是安全的，咨询室是安全的，自己可以安全地呈现自己。这有点类似于做外科手术时，病人完全信任外科医生，同意他给自己"动刀"一样。我们不难想象这对于经历过严重创伤、很难相信他人的人来说需要何其大的勇气。

在这里，我举一个例子来解释来访者的心理安全感。我一般会让来访者在咨询结束后写下自己对于咨询的体会和感受。有一个来访者是因为一些严重的解离症状前来咨询的，她之前的咨询师在这方面不是很有经验，所以就把她转介绍了我。我们之前提到过，如果一个人有大量的、持续的解离症状，那基本上是因为经历过严重的创伤。

所以在我们第一次咨询结束后，她这样写道：

我其实很不想再讲一次，讲自己的短处总是很难受的，感觉他（指我）明明已经知道了，还要再问一次。之前的咨询师肯定已经告诉过他了，所以我对他的第一印象很不好；另外，我觉得他在嘲笑我，这让我很痛苦，我在考虑以后再也不来了。

他问我为什么不相信人，我答不出来，因为我也没考虑过为什么，总之就是不能相信，这不是一个能理性思考的问题，而是理论默认的条件。

我觉得这位来访者非常真实地写下了她在咨询中的感受，你能够看出，她很想逃离，因为她觉得我在嘲笑她，而且她觉得她没有办法相信任何人。对她来说，这不是一种想法，而是一种信念，一种强烈的体验——任何人都不能相信。

而我的感受是（也就是我对她的反移情），在第一次见到她时，我就产生了一种非常强烈的想要帮助她的愿望。她提到我在咨询中嘲笑她，其实我一点嘲笑她的意思都没有；恰恰相反，因为我觉得她是一个柔弱而善良的女性，特别愿意去帮助别人，而且非常有才华，所以我特别想帮她，帮助她从痛苦中走出。那为什么她感受到的却是嘲笑呢？那是因为在咨询过程中，除非来访者谈到特别痛苦的体验，否则我可能会一直保持一个微笑的状态，因为我觉得咨询师的放松会让来访者感到安全，而她却把我善意的微笑——这一抹原本想让她感到安全、放松的微笑解读为嘲笑。也就是说，她会把所有人的微笑反应都看作对自己的嘲笑。我想这可能是因为她过去经历过来自重要他人的嘲笑、虐待和伤害。

通过这个案例，我们可以更深入地理解什么是心理上的安全感。越是这样的来访者，我们越需要有耐心。我们需要看到她们这种看似过度反应背后隐藏的累累伤痕，所以我们要更加耐心，要稳定咨询关系和设置界限，让她们在咨询过程中感到安全。

顺便说一句，那个来访者并没有"再也不来了"。我们的咨询持续进行了三年左右，后来她从信任我发展到信任周围的人，再发展到能跟异性交往、恋爱、结婚。所以我们能看到这种改变完全是有可能的。

我要说的第二点是，在对创伤特别是特定问题进行治疗之前，我们首先要确定来访者已经脱离了现实危险，如若不然，让来访者心理上感到安全实际上是有危险的。但是这并不意味着我们就无法进行心理干预。尽管我们可能无法通过"手术"去触动来访者的创伤，因为创伤还在持续发酵，但是我们可以通过一些心理健康教育来帮助他们，比如让他们意识到"错的不是你，而是那个伤害你的人"，因为很多来访者都会把别人对自己的伤害演变成自我伤害。关于这一点，我们在接下来关于人格障碍和复杂性个案的讨论中会进行更深入的探讨。

情绪调节

除此之外，我们还要提高来访者的情绪调节能力和创伤耐受能力，帮助他们缓解心理创伤带来的强烈的痛苦情绪。不同人对不同性质的负面情绪的调节能力是不同的，而不同类型的创伤需要的耐受性也是不一样的，比如，由一次性事故带来的创伤就没有那么严重，因为它比较单一，就好像一个病灶很清楚的病，把病灶祛除了就好。但问题是，很多来访者经历的都是复杂性创伤，也就是说创伤事件可能不止发生一两次，而是反复出现，持续一年、两年甚至十几年，这样的来访者无论是情绪调节能力还是创伤耐受能力都亟待提高。

来访者的情绪调节能力差，易感性就会高，就很容易被现实环境触发"扳机点"，进而感受到强烈的痛苦。同时，他的反应越强烈，就会产生越多的回避、阻抗和解离症状。这种强烈的感受会导致来访者减少暴露，从而使咨询关系遭到破坏。所以针对创伤治疗，尤其是复杂性人际创伤的治疗过程通常都很漫长。要让来访者产生安全的体验，要让他学会以恰当、适应性的方式调节自己的情绪，大概还有很长的一段路要走。

我用一个化学过程来比喻整个治疗的过程。我们在高中化学课上都学过酸碱滴定。如果原来溶液的 pH 酸碱度是 7.2，加了一点点酸溶液之后可能就变成了 6.9，而溶液一下子就从蓝色变成了红色。我的意思是，创伤暴露要一点、一点地进行，我们要帮助来访者学会调节情绪，掌握有效的稳定化的技术和方法，把自己的情绪稳定在一个安全的范围内。也就是说，尽管在唤起、回忆创伤性经验时，他可能还会感到痛苦，但这种痛苦是可承受的，他不需要用自我伤害的行为去加以应对和处理。所以我们要非常小心地"滴定"。

关于创伤暴露，还有一个很重要的问题是其中的图式。我觉得从这个角度来说，也许精神分析理论和认知行为理论是相通的，那就是创伤暴露所引发的创伤性体验会引发一些对自己的非理性判断和认知。我们会觉得自己是坏的，是无助的，是不安全的，是不值得爱的；别人是危险的，是拒绝自己的，是不爱自己的。我们会有很多强烈的负性认知。我想要强调的是，所有这些认知都不是凭空产生的，精神分析理论和认知行为理论其实并不矛盾，认知行为理论中有一个概念叫作核心图式或称优势图式，其形成的根源就是既往经历。

也就是说，有些人之所以如此自卑，如此没有安全感，是因为他们经历了严重创伤性的或者被忽视、被抛弃的关系。但同时我也想强调，我们千万不能只看到来访者如此这般否定和贬低自己，因为在这种否定和贬低背后，是他们对于被肯定、被爱和被保护的无限渴望。只是由于一再失去安全感、失去被爱的感觉，所以他们不敢再相信自己。但是我们要知道，来访者只是不敢相信，而不是不愿意相信，他们内心深处很愿意相信自己的价值，相信自己是被爱着的，是值得爱的，是安全的。

当咨询关系和咨询环境能够给予他一些积极体验时，这种对自我的肯定就会萌发出来，所以我们需要做的很重要的一点就是处理好咨询关系中的移情和反移情。除此之外，我们也不要强化来访者的负性预期和认知，换句话说，如果他们在咨询关系中被咨询师抛弃和拒绝，再一次体验到创伤，那他们的问题可能会更加严重。

积极持续的咨询关系

我们要讨论的第四点是积极持续的咨询关系。咨询关系是创伤治疗中最重要的因素之一，这不仅仅是因为几乎所有关于心理咨询效果的研究都告诉我们一个基本结论，那就是"咨询关系是影响疗效最重要的因素"。很多研究（包括元分析研究）都告诉我们，咨询关系所起的作用可能在所有咨询疗效中要占到 40% 以上，咨询联盟也占到大概 40%，相比之下咨询技术却没有那么重要，大概只占百分之十几。

我觉得这个结论很好理解。因为来访者的问题、真正严重的创伤就是在关系中产生的，所以在关系中产生的问题，就在关系中疗愈，咨询关系本身、咨询师本身就是疗愈的因素和工具。

当来访者感到自己被接纳、被认真地对待，并在咨询关系中感到自己有价值、被尊重时，治疗效果一定会更好。这种治疗性联结的特点是稳定、持续的咨询关系和设置，这种关系是支持的、是温暖的、是安全的。基于这些特点的咨询关系能够替代创伤性联结，帮助来访者产生更加积极的体验。

所以，就咨询关系而言，大概有以下几个维度会影响来访者的改善：

- 关系本身；
- 稳定化的技术本身会带来更稳定的咨询关系；
- 我们在关系的基础上去修通他的创伤记忆，帮助他们形成新的、积极的、适应性的关系。

因此，我们要创造一个跟来访者的创伤环境完全不同的咨询环境。在咨询过程中，我们非但不能虐待来访者，还要无条件地支持和帮助他，无论来访者如何因痛苦而情绪不稳定，如何因难以相信咨询师而抗拒咨询，我们都要持续专注于建立咨询关系。我们还会有稳定的咨询设置，不管来访者出现什么样的状况，只要还在咨询设置的范围内，我们就不抛弃、不放弃，这本身就是疗愈。

除此之外，我们还要充分尊重来访者，要看到来访者身上的优点和美好之处，并及时给予其反馈和肯定。如此一来，这样一种安全、温暖、支持和爱的关系就会发挥其疗愈的功效。

发展资源

最后一点是发展资源，我打个比方来说明这一点。多年前，我得了阑尾炎，当时我有两个选择：一是做手术，但是这样的话我可能至少一周时间都无法工作，而且还要让家人来北京照顾我；第二个选择是保守治疗，也就是通过静脉输液，输抗生素来进行消炎，也就是静养。做手术可以直接解决问题，但是过程本身会很痛苦，而且短期内还会使我丧失工作能力和学习能力；输液静养的方式并不能解决病灶，病灶还在那儿，过段时间可能还会复发，但它能够节约时间，还不需要动刀子，对身体没有创伤。当时，考虑到我还有很多很重要的事情要做，所以我就选择了静养。

同样，创伤治疗也有两种选择：其一就是直接进行创伤暴露，然后进行治疗；其二就是静养——发掘来访者内在的资源，当他的内在资源越来越多、越来越强大时，这些资源本身就可以平衡掉创伤的病灶，平衡掉创伤经历对人的影响。资源越丰富、越强大，创伤对人的影响就越小，甚至从理论上来讲，良好的咨询关系也会变成一种资源，渐渐吸附、吸收创伤经历对来访者的影响。

所以在帮助和关注来访者的过程中有一个非常重要的思想：是"扶正"还是"祛邪"。直接进行创伤暴露本身是一种祛邪的思路，而中医讲的是扶正——当来访者身体变强健的时候，他应对创伤的能力也会更强。

所以回过头来，我想说的第一点是，帮助来访者找到和发展现实中更多支持性的关系，这种关系可能是和家庭成员的关系，可能是和朋友的关系，也可能是咨询关系。这就是我一直在说的，在关系中产生的问题要在关系中进行治疗。

第二点涉及来访者的信念和价值系统，无论是文化、宗教、政治还是其他方面的信念。如果来访者从事的是一种有价值的、为全人类做贡献的工作，那他应对压力、应对创伤的能力就会变得很强。我一直在思考一个问题，就是现在的来访者都生活在太平盛世，而我们的父母，特别是祖父母这一代，他们经历过抗日战争和解放战争，他们经历过的创伤和颠沛流离的岁月是我们当代人很难想象的。那一代人如此伤痕累累，他们是怎么生存下来的？我想大概有些非常有效的因素在帮助他们，比如文化或者宗教，甚至某种观念，比如我们要建立新中国，我们不要做亡国奴，我们要为民族做出贡献，等等。与这些理想相比，创伤实在算不上什么。

第三点是，我们需要找到来访者的资源，包括他个人的能力和价值，以及他现实的生活环境。如果来访者能够在现实中拥有稳定的亲密关系，那他就有韧性从创伤中走出。就比如乔布斯，为什么他在经历那么多挫折、失败后能够东山再起，我觉得其中最重要的原因就在于他的家庭，他的妻子和孩子对他的帮助。稳定的环境和关系能够对人起到重要的支撑作用。

第 6 章

突如其来的灾难

这一章的内容包括两个部分：第一部分讲自然灾害对人的影响；在第二部分中，我将分享一下我这几年去四川映秀、都江堰走访失独家庭的情况。汶川地震已经过去很多年了，失独家庭是受影响最严重的群体之一，他们现在的情况是一个非常重要的话题。

灾难事件对人的影响

图 6-1 是映秀镇著名的地震遗址——漩口中学，这个遗址现在还完整地保留着，是地震博物馆的一部分。上面大理石上雕刻的时间永远停留在 2008 年 5 月 12 日 14 点 28 分。

灾难是指暴露于恶性环境所带来的一系列后果，灾难事件会威胁到我们的人身安全，会破坏我们生存的社区和家庭结构，会使个人、家庭甚至整个社会蒙受损失，从而导致危机。

灾难创伤的一个特点是，它对人群的打击和影响相对是随机的。也就是说，一个人遭受灾难创伤仅仅是因为他当时身处灾区，所以才受到了灾难事件的影响。这与他的社会经济地位和文化程度都无关，重要的是在灾难发生那一刻他正在灾区。

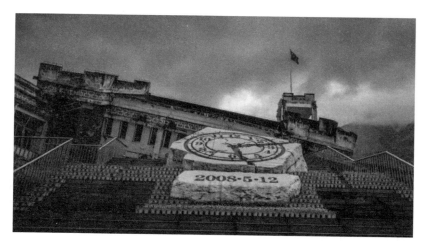

图 6-1　漩口中学地震遗址

　　然而，尽管灾难面前人人平等，但是社会经济地位还是会影响灾难对人的影响。总的来说，低收入人群往往更有可能居住在危险和恶劣的环境中，因此他们经历危险的可能性更大。而且低收入、低社会地位的人群精神疾病的患病率更高。所以，相对而言，社会经济地位较低的人更容易受到灾难的影响，产生的后果也更糟糕。

　　我们在第 1 章中提到过，灾难可以分为天灾、人祸和技术性事故。但灾难事件往往不属于某单一类型，而是"复合型"的，比如在一场天灾中还可能有人祸。例如，在汶川地震中就有媒体报道，为什么会有那么多学校，特别是小学的房屋都倒塌了，造成了这么严重的伤亡，这其中就存在房屋质量的问题。

　　灾难创伤对人的影响包括两个部分。其一是个体创伤。个体创伤是指个体所遭遇的心理创伤，一个人在经历灾难后会处在强烈的应激状态中，如果有丧失的话还会有强烈的哀伤反应，这是人作为一个个体所受到的创伤。但实际上，由于灾难针对的不是某个人，它的影响和波及面往往比较大，会影响一个地区，甚至一个省、一个国家。其二就是会造成集体创伤。由于灾难会破坏群体的共同文化和共同生活的自然环境，所以它会切断幸存者之间以及幸存者和当地社会之间的联结，即破坏他们的社会支持系统。例如，一个人居住的环境遭到了破坏，他周围熟悉的亲朋好友、邻里街坊四散分离。如果灾难后的环境仍然支离破碎，人的社会支持系统没有恢复的话，那么他的创伤也很难完全恢复，所以针对群体进行灾后重建是非常重要的。我们在 2020 年经历的新冠疫情，其突出特点就是集体创伤，在我国，患上新冠肺炎以及因此死亡的有数万人，但全国乃至全世界人民都经历了生活和工作方式的巨大改变。

灾后心理救援应持的基本观念

接下来，我将阐述一下灾后心理救援应持的基本观念。

首先，灾难会影响身在其中的每一个人，会威胁到每一个人的安全，让人失去控制感；除此之外，灾难还可能会带来丧失，破坏我们的亲密关系。

人在经历灾难之后会出现很多应激反应或哀伤反应。尽管这是一种"正常人在非正常状态下出现的正常反应"，但它毕竟是负性的，让人不舒服，需要咨询师的帮助来改善。

我要强调的是，很多时候我们的负面情绪并不仅仅来自灾难本身，还来自灾难所导致的现实问题，包括原来的生活方式被破坏，原来赖以生存的生计被破坏，原来不用担心的衣食住行现在都成了问题……所有这些现实问题都会给受灾的人造成二次伤害，所以在灾难心理救援的第一个时期——所谓的"英雄期"，更重要的是给予现实帮助而不是心理干预，因为心理干预要建立在现实问题改善的基础上，所谓身安才能心安。

我们要注意到，对于灾难的不同阶段，是有不同的干预方式的。比如在灾难刚发生的那段时间，也许我们更需要做的事情是像父母照顾孩子一样去照顾灾难受害者，去帮助他们解决现实问题，而不是过度干预。

当灾难过去，人已经身安，基本生活条件得到保证时，就可以进入第二个阶段——干预。一开始的干预并不是治疗性的，而更多是心理教育性的，旨在帮助个体理解他所经历的灾难事件，帮助他意识到他以后可能会出现一些身心反应，包括闪回、过度警觉、失眠、做噩梦、回避，也可能会有一些严重的解离症状。我们要帮助这些经历了灾难、创伤的人去理解他现在的所有反应都是一个正常人在经历了非正常事件以后的正常反应。

在经过这两个阶段后，也就是大约一到两个月之内，大多数人都会痊愈，但是过了这段时间，如果一个人的社会支持系统已经有所恢复，而他的症状却越来越严重，那我们就要进入第三和第四阶段，也就是给予治疗。

关于灾难事件之后创伤后应激障碍发生的比率，我们来看一些数据。在美国俄克拉何马州一座大厦的大爆炸事件中，有 96% 的幸存者至少报告了一种症状，其中最常见的是闪回。一般来说，自然灾害所造成的创伤后应激障碍的发生率大概是 2%~4%；技术性灾害大概是 4%~8%；溃堤、洪水这些一旦发生就会直接威胁生命的事件大概是 44%；森林大火是 53%；坠机事件是 54%。灾难后的创伤后应激障碍可能会呈现出一种慢性化的趋势，比如在俄克拉何马州大爆炸事件发生三个月以内，一个痊愈者都没有，大多数人一年以后都还有症状。

2005 年卡特里娜飓风袭击了美国的新奥尔良，大概影响了几十万人，造成 3000 多人死亡。我们惊讶地发现，这样一个自然灾害事件一年以后造成的创伤后应激障碍的发病率竟然高达 47.7%，我们前面说过，一般自然灾害事件造成的发病率大约是 2%~4%，但在卡特里娜飓风后，这一比例差不多是通常情况下的 10 多倍。相比较而言，"9·11"恐怖袭击事件的幸存者一年以后的创伤后应激障碍发病率只有 5%。

同样是在美国，按理来说比例应该倒过来才更符合一般规律，但为什么会完全不一样呢？我们都知道，"9·11"事件是美国自第二次世界大战以来遭受的最严重的灾难事件。事件发生后，美国上下同仇敌忾，所有幸存者都得到了最好的救治，国家及时做出反应，倾全国之力进行救援，这次事件也得到了全世界的同情和支持。但在卡特里娜飓风发生后，时任美国总统小布什及美国政府的反应极其缓慢——大概在飓风发生 10 天以后才采取行动。据说飓风发生时，布什总统正在外度假。后来很多媒体进入灾区，发现那里已经变成了人间地狱——由于没有政府的救助，没有救援物资，没有政府力量来管理分配仅有的食物和水，再加上美国人有持枪自由，那里简直成了一个弱肉强食的丛林世界。直到媒体记者对灾难情况进行了报道、美国参众两院的议员提出了质询案，布什总统才坐着飞机前去视察了一下，然后派国民警卫队进入了灾区……那时，灾难已经发生了 10 多天，这些灾区的幸存者经历了比飓风更严重的浩劫和创伤。据报道，尽管这一事件已经过去了 10 多年，但直到现在，整个灾区都还没有恢复正常。

我举这个例子是想说明，同样是灾难事件，灾后的救援是否及时、得当、有效，会对受害者和幸存者产生长期、重大的影响。

拜访地震失独家庭之行

接下来，我将谈谈 2016 年 5 月我们所进行的映秀灾区八周年之行。整个汶川大地震共造成 69 227 人死亡，374 643 人受伤，17 923 人失踪，我们去的映秀镇就是地震震中所在地，常住人口是 12 000 人，加上流动人口大概是 16 000 人，官方统计的死亡人数是 6566 人，当地近一半的居民都遇难了。

我想先介绍一下我们拜访失独家庭的背景。这项工作是由河南省大河报的记者朱长振发起的。2008 年地震后，他和河南驻军一起来到映秀，和那里的灾民同吃同住很长时间，与他们结下了深刻的友谊。这为我们提供了一个很好的走访调查的机缘。

我首先要说的这对失独夫妇，他们的孩子是在映秀小学遇难的。在确定孩子遇难之后，也就是地震后的第七天，我们知道当时已经入夏，气温很高，大灾之后必有大疫，为了防止遇难者遗体腐坏造成疫情，所以政府决定放弃救援，在废墟上洒上石灰粉。映秀镇属于羌族自治州，有很多羌族人，当时整个映秀镇在跳锅庄舞，这是一种羌族人用来表示哀悼的舞蹈，而我们要说的这对失独夫妇也是羌族人。在和驻军一起跳锅庄舞的时候，朱长振就目睹了这对夫妇在失去了所有找回自己孩子的希望后，双方在对视了一下之后，纵身跳入了湍急的河流。他们在地震发生后的第七天选择了最糟糕的方式，以自杀的方式跟着自己的孩子走了。

接下来我想谈谈我到映秀之后访谈的第一对失独夫妇，严格意义上，他们不算失独，因为他们家有两个孩子。其中大儿子不太听话，一天到晚都在打游戏，地震发生时他正在镇上的网吧打游戏，小儿子在地震前还跑到网吧去找哥哥，让哥哥去上学，然后他哥哥说："你去吧，我不想学习了，我准备去打工，就不去上学了。"结果正当小儿子乖乖上课时，地震了，映秀小学的楼塌了，几乎没有人从废墟中爬出来，而大儿子则因为逃学躲过了一劫。我们不难想象孩子母亲的反应。她的反应非常强烈，周围人都说她变得很奇怪，她会对幸存下来的大儿子说："该死的人是你，不是你弟弟，你弟弟那么听话却死了，而你这么不听话却活了下来。"

接下来发生的事情就是，她的大儿子离家出走了，在外面流浪了很长时间。我们此行也见到了这个孩子，乍一看不觉得他有什么太大的问题，但他有很多明显的回避症状。地震发生后他很少回家，大部分时间都在外地，在全国各地流浪。

我们可以看出，在灾难事件发生后，受害者会有很强烈的情绪反应，并导致一系列问题行为。我们走访了多个失独家庭，其中情况比较好的一家是，夫妻二人很快又生了一个孩子，2016 年的时候这个孩子已经七岁了。夫妻俩特别爱这个孩子，照顾得很精细。

还有一件事情让我觉得非常有心理学意义。我刚刚讲的那位失去小儿子的母亲经常会去家附近的山上挖中药，有几次都因为挖中药而差点迷路，但她还是会坚持这样做。他们家里还有一位 80 多岁的老奶奶，是村子里年纪最大的老人，那位老人也经常上山。现在，尽管他们在山下住上了联排别墅，但他们还是在山上搭了一个窝棚，跟别墅比起来，这个窝棚显得非常简陋。我们从镇子前往窝棚，其实路不是很长，但山路非常难走，非常陡峭，而且在悬崖边上，下面就是湍急的江流，有些地方甚至完全没有路。就在这样一个地方，这个丈夫为了他的妻子和母亲能够上山采中药和种一小块地——真的是巴掌大一小块地——竟然搭了一个"天梯"。

看到这样的事情，我感到非常惊讶，为什么要冒那么大的险去种那么一小块菜地呢？为什么一位 80 多岁的老人要爬这么险的路呢？我对此的理解和解读是：他们现在种菜的地方就是他们原来的家，是他们原来房子的所在地，他们想回到那个熟悉的地方。虽然那里已经被地震摧毁，但还留存着熟悉的环境和熟悉的生活方式，这种环境和生活方式会给他们带来某种安全感。

接下来是第三个家庭。我们去的时候，这家的丈夫在外面打工，只有妻子一个人在家，她正在跟村子里的亲戚吃饭，据她说她偶尔也会跟他们一起打牌。在他们家走访时，我能够感受到一种非常强烈的空荡荡的无望感和抑郁。这位农妇本人表现得非常平静，没有强烈的情绪反应，当然她对我们还是熟悉的，也很支持和配合我们的工作。

地震发生之后，为了再要一个孩子，他们尝试了各种方法，也在当地政府的支持下做了试管婴儿，但一直没有成功。所以你可以看到，这位失独母亲是处在一种非常压抑、抑郁的状态中的，虽然这种抑郁表现得并不是特别严重，不至于什么都做不了或者情绪特别糟糕，但你可以看出她内心特别空落，虽然她家里的陈设很不错，但就是让人感觉空荡荡的。

我再来谈谈另外两个家庭。其中一个家庭在失独家庭中算是恢复得比较好的，夫妻二人也曾尝试再要一个孩子，但一直没有成功，最后就放弃了。但人总还是要生活下去的，后来他们在当地政府的支持下拿到了贷款，在山上开办了一个养猪场，生意做得很红火。但我们注意到了一个很有意思的现象，这也是人在重大灾难之后很典型的心理反应。我在前面的章节也提到过，这个妻子身上发生了一些变化，她在有钱了之后经常去打麻将，有时会一下子输掉很多钱。而对此她丈夫的反应则出乎我们的意料，他觉得没关系，钱不重要，妻子开心才最重要。我想这也是一种灾难后的成长。

总的来说，我们发现大概只有不到一半的失独家庭又有了孩子，还有超过一半的夫妻因为年龄、身体等原因，多年来一直都没有孩子，或者已经放弃了要孩子的尝试。我印象比较深刻的还有另一个家庭。母亲在女儿遇难之后一直陷在哀伤中走不出来，后来也怀过孕，但是都流产了。我觉得这可能不仅仅是生理上的原因，跟心理因素也有关系，因为强烈的哀伤会对身体的内分泌产生很大的影响。

关于灾后心理救援的研究

实际上，重大灾难事件之后的心理救援是非常重要的，它会对受害者出现什么反应，会不会出现病理性反应，这种反应会不会持续产生重大的影响，甚至会影响他们的社会功能和心理关系。接下来，我介绍一些我所做的这方面的研究。

在灾难发生时，大家通常都会特别想帮助受灾者，汶川地震时我们也是如此，但实际上在第一时间——"英雄期"，我们要做的事情并不是心理干预，而是陪伴、支持和照料，为受灾者提供饮食、饮水和居所。在灾害事件刚刚发生时，其实最有用的并不是心理干预。以汶川地震为例，几乎所有研究都发现，地震之后的创伤后应激障碍发生率在5%以下。无论我们是跟德国、美国、英国还是日本的专家去讨论，他们都会承认这一点，即汶川地震之后我国的心理救援工作是很有成效的，创伤后应激障碍的发生率很低。但我觉得这不能都归功于我们做的心理救援工作，因为其他因素发挥的作用更大。

比如说，时任国家总理温家宝和时任总书记胡锦涛都及时到达了现场。5月12日下午2点多发生的地震，晚上7点，我们就已经看到温总理在最前线，当时是在彭州市的小鱼洞镇，当时桥都断了，里面有 10 万群众生死未卜，而我们的温总理已经到达了最前线，我们的军队也冲到了最前线。你们是否知道，当时重新搭桥想把军队、物资运送进去的时候，由于余震不断，桥搭一座塌一座。你们知道最后是怎么进去的吗？是靠空降兵，但是当时空降兵只有 20 多人，当这 20 多名空降兵进去以后，我觉得他们带过去的并不只是物资或通信设备，更重要的是他们给当时被围困的 10 万群众带来了希望，这种希望会在第一时间给予经历创伤的人安全感，对他们来说无疑是一剂强心针。

我觉得对于重大灾难事件来说，政府领导者的行为和态度特别重要，特别有力量。我们在探讨历史创伤时提到了纳粹德国对整个欧洲，特别是对犹太人进行的大屠杀。在这样的大屠杀发生之后，德国人是怎么和整个欧洲和解，怎么获得各民族的谅解的？一个非常重要的历史性事件就是 1972 年，时任德国总理勃兰特在访问华沙时，在华沙犹太隔离区起义纪念碑前屈膝下跪，真诚地忏悔。他后来也因这一跪而获得了诺贝尔和平奖。

除此之外，这种大规模灾难事件意味着可能会有亲人的丧失，那么对于丧偶者来说，是否应该尽早再婚呢？你会发现地震时有很多这样的事情，妻子或丈夫离去了，但活着的人还要继续生活，那是不是应该尽早再婚呢？我简单介绍一下我当时做的关于唐山地震的研究。

这是一个关于唐山地震幸存者重组家庭的研究。重组家庭的意思是，夫妻双方原来可能是同事或朋友，他们在地震中各自丧失了自己的伴侣，所以他们重新组织起一个家庭，男的可能有一床被子，女的可能有一个脸盆，他们就那样在一起过日子，女的负责做家务，男的出去干活挣钱。你会发现一个非常有特色的现象，在唐山地震的丧偶者当中，80% 的人在地震发生一两年之后都再婚了，也就是说他们在一个非常短的时间内就重新组建了家庭，我觉得这反映了人们在丧失亲密关系后对于亲密关系的需要。

但与此同时，还有一组数据值得我们注意。在那个年代，我国的离婚率是非常低的，大概不到 1%。当时中国的社会家庭结构非常稳定，但唐山地震重组家庭的离婚率，一开始就远高于全国平均水平，达到 5% 以上，最高的时候甚至超过 30%（如图 6-1 所示），也就是说很多重组家庭在组建两三年之后又纷纷解体了。这些都是灾后心理救援中更需要关注和提供帮助的问题。

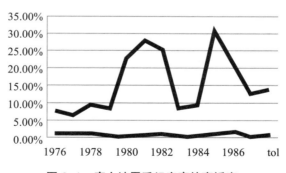

图 6-1　唐山地震重组家庭的离婚率

2007 年，我针对唐山地震幸存者进行了一项研究，因为地震已经过去 30 多年，我想研究一下在灾难发生时，不同年龄阶段的人受到的影响，以及 30 年后，这些幸存者的心理状况如何。我将唐山地震幸存者分成两组，一组在地震发生时是学龄前儿童，一组是学龄后儿童。结果发现，这些人在创伤后应激障碍的症状上，无论是闪回、解离还是再唤起，都没有什么差异，而主要的差异在于人格特点，如图 6–2 所示。

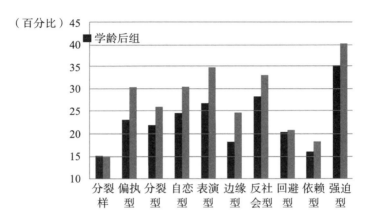

图 6–2　唐山地震幸存者的人格特点

地震发生时年龄越小的人，人格上的病理性改变就越严重，他们的人格会更偏执、更自恋、更爱表演，甚至更反社会；情绪会更容易失控，有更多的强迫症状、更多的依赖性行为，等等。所以我们大概可以得出一个基本结论，即年龄越小的孩子受到的影响就越大，所以儿童应该是我们重点救助的对象。

灾难创伤后心理救援的几个问题

最后关于灾难创伤和灾难创伤之后的心理救援，我想就以下几个问题再多探讨一些，也许会对灾后救援工作有所帮助和启发。

首先，尽管汶川地震已经过去了 10 多年，但我国的灾后心理救援工作仍不够完善，有一个基本问题没有完全厘清，那就是心理救援者的角色定位是什么。现在心理救援者的定位基本上是"我要去做这件事情，这样做让我觉得自己很有价值、很有能力"，于是，各路心理工作者在地震时期就纷纷介入。对此，我们一定要明确区分是"我要去做心理救援"还是"被救者希望获得心理救援"，以及我们要扮演什么角色、做什么事情。

其次，我们心理工作者和政府的关系又是怎样的呢？以我个人的看法，在大规模的救援行动中，盲目的、自发的救援活动往往弊大于利，将心理救援工作整合进政府的集体救援工作中，恐怕是一种更好的方式。但这其中需要注意的一点是，关于心理救援应该如何做，实际上具体的救援指挥者所知并不多，有时我们甚至会发现，在一些重大灾难事件发生后，负责灾难处理和救援的领导本身也处在一种濒临崩溃的状态，也需要帮助。在这样一个前提下，心理救援者要发挥的一个重要作用就是为指挥救援的领导提供心理支持和帮助，扮演一个顾问的角色来帮助他们做出正确的决策。我觉得这是心理工作者可以介入的一个新的视角和领域。

在我看来，在天津爆炸案发生后，在灾后心理救援或哀伤辅导方面做得非常好的一个人是李克强总理，他去视察时说了一句非常重要的话："英雄不分编制内编制外，所有遇难警察都追认烈士。"那些为国捐躯的警察和消防战士，他们的骨灰在被带回家乡时也受到了当地政府和群众庄重的迎接，也就是说他们的行为得到了充分的肯定，这对于救援者抚平创伤，得到安慰和支持是至关重要的。

最后，关于群体性死亡事件、灾难事件会产生多大的影响，我觉得需要注意两点：一是人在面对灾难时，对伤亡程度的预期会影响所受创伤的程度；二是目睹不完整的遗体会让人受到更大的创伤和影响。

恐怖袭击和疫情灾害的影响

恐怖袭击与自然灾害不一样的地方在于，尽管前者往往只发生在某一个地方，但它带来的恐怖情绪却会蔓延到整个国家。由人类的怨恨所引发的灾难事件发生之后的精神障碍的患病率要比自然灾害和技术性事故导致的患病率更高，受害者所受的创伤也更严重。

在恐怖袭击发生后，有三类人群特别容易出现严重的创伤后应激障碍：

- 直接暴露在恐怖事件中的人群；
- 维持生计有困难、缺乏社会支持的人群；
- 丧失安全感，处在高度警觉状态中的人群。

有研究表明，1987 年北爱尔兰大爆炸案发生后，大约有一半的人在半年之后被诊断为创伤后应激障碍；在美国俄克拉荷马州爆炸案的直接幸存者中，有 34% 的人被诊断为创伤后应激障碍，22% 的人被诊断为重度抑郁。尽管媒体报道会给人带来安全感，但同样可能会造成恐慌，特别是对儿童的影响会更大。

除此之外，我们还需要特别关注这样一种情况，那就是在灾难发生后，医院往往是超负荷运转的，所以对于寻求医疗帮助的人，我们需要区分他是因为心理上的冲击造成的主观痛苦，还是身体上真的需要紧急救助。因为灾难导致的恐慌情绪会扩散和蔓延，所以很容易出现集体性癔症发作的状况，医院的工作人员也会感到恐惧和无助。

另外，还有一种灾难值得一提，即生物因素所致的疫情。随着全球化进程的加快，跨国旅行变得越来越方便，导致一些疾病更容易广泛传播，这是以往很少出现的状况。所以在灾难性疫情面前，我们需要关注这三类人群的心理健康：

- 直接暴露在危险因素下，接触病原体或发病人群，并因此出现典型精神症状的人；
- 以前就有精神障碍，在新的压力和应激影响下有可能复发和加重的人群；
- 社会支持系统较薄弱、康复能力较弱的人群。

第 7 章

那些奇怪和不可理喻的人
是怎样炼成的

简单性创伤与复杂性创伤

在这一章中，我想讨论一个更深入的问题——复杂性创伤与人格障碍。我想先介绍一些基本的概念。

首先，我们知道，在创伤所致的各种精神障碍中，有急性应激障碍，还有创伤后应激障碍（PTSD）。与此同时，创伤后应激障碍也可以分成两种类型：一种是由简单性创伤所致的；一种是由复杂性创伤所致的。

简单性创伤是指经历了偶然、一次性发生的创伤事件。这种事件往往发生在个体成年之后，尽管可能会威胁生命，但在发生一次之后就不再发生。

而复杂性创伤通常发生在童年早期，发生在家庭内部，而且往往是多重的。比如，一个人既遭受了情感虐待又遭受了身体虐待，这类创伤的受害者成年后出现的问题远远超出一般的 PTSD 范畴。

我在第 6 章中提到唐山地震的幸存者在 30 多年后的变化，PTSD 的症状——闪回、再唤起、解离症状、高度警觉在学龄前组和学龄后组（按照地震时的年龄划分）之间并没有什么差别，而两组之间最大的差别在于人格上的改变。这还只是自然灾害导致的创伤，由人际创伤导致的后果只会更甚。

我的博士论文研究的是反社会型人格障碍，是以监狱服刑人员为对象的，所以在这一点上，我的感触颇多。在介绍我的研究之前，我想先引用两位名人的话，一位是俄国大文豪陀思妥耶夫斯基，他说："没有什么比当众谴责作恶的人更容易，但也没有什么比理解他更难的。"我想他的话中有这样一层意思，即所谓的恶人、所谓的不可理喻的人，看起来他们的行为举止跟其他人很不一样，但是如果我们给他们贴上一个人格障碍或者罪犯的标签，就等于放弃了对他们的理解，这对他们是非常不公平的。因为你没有经历过他们所经历的事情，你无法理解他们为什么成了现在这个样子。同样的话，著名心理学家卡尔·荣格也说过："健康的人是不会折磨别人的，通常是那些被折磨的人，最后变成了折磨别人的人。"我觉得这句话无比正确，我不知道他是从什么经历中得出的这一结论，我在监狱做研究时从服刑犯那里听到过几乎一模一样的话："小的时候我被别人打，长大以后我就会打别人。"看起来这是一个简单的行为习得的问题，但这也是一个性格养成的过程，有可能这个人长大后就成了一个非常无情的反社会者。

我所做的研究发现，如果根据童年期创伤经历的得分将被试分为高分组和低分组，那么所有高分组的成员在各种人格障碍上的得分都远高于低分组成员，也就是说，童年期经历的创伤越多、越严重，成年之后发展出的病理性人格特点就会越多。

不难想象的是，服刑人员童年期创伤的发生率和各种人格障碍的发生率，以及各种得分都远高于普通人群，其他结果也是类似的。

关于这些研究的结果，我想说的是，由于这些被试在童年期经历过多重创伤，比如既有性创伤又有身体虐待、情感虐待，甚至还有忽视、依恋等问题——我们称其为复杂性创伤，因此他们需要发展出一种应对如此恶劣环境的方式。简单说就是，所有的症状都是人们为应对环境所发展出来的。无论是反社会型人格（表现为没有同情心、冷血），还是边缘型人格（表现为情绪容易波动，难以控制冲动）；无论是自恋型人格（表现为喜欢贬低他人，无法同情、理解他人的感受），还是情感肤浅、喜欢表演……这些行为长期、重复固化下来最后就成了人格特点，所以心理创伤和人格障碍之间有着非常明显的关系。

我刚刚提到的人格障碍，不管是边缘型、自恋型、表演型还是反社会型，当事人都有某种程度的共情问题，他们要么不太能够理解和体会别人的情绪和感受，要么对他人的情绪和感受过于敏感。因为早期的创伤经历会影响一个人的杏仁核、前扣带回、脑边缘系统的成熟，也就是说会影响到人控制自己的情绪以及体会疼痛等大脑功能的形成，我们可以把这些问题统称为共情障碍。也就是说，除了会给个体带来痛苦，创伤还会造成一些负面效应，比如导致个体容易情绪失控，容易被激怒，容易对他人怀有敌意，以及容易使用一些非适应性的方式，如吸毒、酗酒或抽烟来应对自己的痛苦，进而发展出各种人格障碍，甚至是犯罪。

这种复杂性创伤往往发生在一个人的童年甚至婴幼儿期，当时个体无论是心理还是大脑都处在发展当中，为了适应环境，他发展出了各种症状。尽管后来创伤已经不再、环境已然改变，但他的应对方式并没有改变，于是他就会表现出情绪和人际关系等方面的紊乱和失调，甚至各种各样的解离症状，这就是所谓的复杂性创伤。

我们经常说，可怜之人必有可恨之处，这句话反过来说也是成立的，即可恨之人也必有可怜之处。一些人的行为举止之所以和大多数人不一样，他们之所以表现得很古怪、情绪容易失控、攻击性强、界限不清楚，好像特别容易崩溃或者特别自恋、情感特别肤浅、让人感觉不真诚，是因为他们在早期经历了各种创伤，所有这一切都是他们用来应对糟糕的环境，使自己生存下来的方式。

2000 年，当我还在医院工作时，我就遇到了一个有人格障碍的来访者。在那个年代，主动前来医治的来访者并不多，因为很多人不愿意住精神科医院，但这个来访者是主动要求住院的，他称自己有严重的抑郁症，需要住院治疗。我当时只是一个刚工作了三四年的住院医生，虽然也是心理学爱好者，但其实并没有受过很好的训练。当时我就是以一个精神科医生的眼光去看待他的，在对他进行了评估和诊断之后，我发现他不符合重度抑郁的诊断标准，而且社会功能也还比较完好，所以我对他的诊断是抑郁性神经症。然而，第二天发生的事情给我们所有人都留下了非常深刻的印象。那天当我们查房查到他的时候，他表现得尤其热情，不惜用各种溢美之词来夸奖每一个人，说医生水平高，是天才圣手，护士们都多漂亮，等等。尽管他有些夸大其词，但是他说到了每个人的心坎里，所以我们都很舒服。他还声称要去做一面锦旗，上面写上"国中圣手、国中良医"之类的话，并送到院长办公室去表扬我们。但是第三天，并没有发生这样的事情，而是发生了一件完全相反的事情——我们护士长的自行车轮胎被人扎破了，我们病房的空调主机被砸了，院长还把我们叫到了办公室说："你们病房被投诉了，上到主任下到护士都被投诉了。"这是谁干的呢？干这些事情的恰恰就是昨天那个把我们每个人都夸得比花还美的人。仅仅不到 24 个小时，我们在他眼里就从极其完美变成了极其丑陋，只因发生了一件事情——他认为在他和病友争夺乒乓球台的使用权时，护士长没有帮他出头，这对他不公平，所以他就用这样一种非常极端的方式进行报复。所幸的是，他还没有极端到去犯罪的地步。

　　直到那时我才突然意识到，他的问题并不是抑郁那么简单。我突然想起他入院时曾经把一份他所写的有关自己成长经历的自传体报告交给我，但我当时只关心他的症状，并没有认真地了解他的经历，于是我重新查看了他所写的内容，才发现他在童年时期经历了非常严重的创伤：他的母亲抛弃了他和他父亲，离家出走了，再也没有回来，而且他父亲总是虐待他。其中令我印象深刻的一件事是，他写道，在他大概五六岁的时候，有一年过年，他在菜上桌之前跑到厨房里偷吃了几口，然后就被他父亲惩罚在雪地里站了两个小时，这对于一个小孩子来讲，毫无疑问会留下创伤。

创伤与依恋的关系

我们在前面的章节中提到过，一个人在经历过长期的创伤后，会想要寻找温暖的关系，那创伤和依恋之间是怎样的关系呢？

有研究表明，如果一个人在婴幼儿时期拥有安全的依恋关系，那么他在之后的社交技能和人际关系就会发展得比较好，而且患上精神疾病的可能性也会较低。

个体所遭受的最糟糕、最严重的创伤往往不是来自陌生人，而且来自最亲密的人——父母。因为父母尤其是母亲应该是我们安全的来源，但当他们成了伤害来源的时候，这就形成了一个矛盾：安全就是危险，给我带来安全和保护我的人会伤害我。所以这个人在成年之后，在此后的人生当中，就会对亲密关系表现出矛盾的心态——一方面极其渴求，另一方面又极其恐惧。

关于创伤和依恋的关系，还有一点值得我们注意，即我们遭受的创伤越严重，压力越大的时候，就越需要亲密关系。这不难理解，当我们遇到不开心的事情、不顺心的时候，如果能够有一个我们很信任的人无条件地陪伴和支持、理解我们，那对我们来说可能是最好的帮助。但如果最可能的支持来源——那个本该给你支持的人（比如父母）没有给你支持，反而伤害你的话，那会是极其可怕的。

我们之前提过，早年创伤往往会在成年后的人际关系中不断重演，这就是所谓的强迫性重复。弗洛伊德曾在其晚年的著作《超越快乐原则》中提出过这一观点，即一个人之所以会不断地重复自己的创伤经历，不断地重演自己的问题模式，不断地在同一个地方摔倒，是因为这种强迫性的重复在某种程度上是一种自我疗愈的方式。后来发生的这些创伤事件，有点类似于电影《大话西游之月光宝盒》中的一个桥段，就是周星驰扮演的至尊宝不断地使用月光宝盒，想要回到过去去阻止他的女朋友白晶晶自杀。

这是一种暗喻，即我们人类都有这样的希望，希望回到从前那个环境，使创伤事件不会发生，或者使我们变被伤害为主动控制。对创伤事件的重演也是为了吸收、消化创伤性体验，但是问题在于，大多数情况下，我们都仅仅是重复了创伤而没有真正产生什么改变。

创伤与斯德哥尔摩效应

讲到这里，我想讲一个特别著名的事件，这一事件还引起了人们对一种典型的心理学现象的关注。

1973 年 8 月 23 日，两名有前科的罪犯在意图抢劫瑞典首都斯德哥尔摩市内最大的一家银行失败后，挟持了四名银行职员，在警方与歹徒僵持了 130 个小时之后，最终以歹徒放弃而结束。然而在这起事件发生后几个月，这四名遭受挟持的银行职员，仍然对绑架他们的人显露出怜悯的情感，他们拒绝在法院指控这些绑匪，甚至还为他们筹措法律辩护的资金，他们都表明并不痛恨歹徒，并表达他们对歹徒非但没有伤害他们却还照顾他们的感激。更有甚者，人质中一名女职员竟然还爱上了一名劫匪，并在他服刑期间与他订了婚。这两名抢匪劫持人质达六天之久，在这期间他们威胁受俘者的性命，但有时也表现出仁慈的一面。在出人意料的心理错综转变下，这四名人质抗拒政府最终营救他们的努力。

这件事看起来特别不合逻辑，一个人竟然会为曾经威胁要伤害自己生命的人辩护，甚至爱上他，这是很矛盾的。由于这件事发生在瑞典的首都斯德哥尔摩，因此，这种现象就被命名为"斯德哥尔摩效应"。

关于斯德哥尔摩效应，还有一个著名的事件。

1998年，10岁的女孩娜塔莎在上学途中被电脑技术员沃尔夫冈绑架，沃尔夫冈将她囚禁在一个五平方米的狭窄混凝土地下室中。娜塔莎被囚禁在地下室长达八年半，沃尔夫冈不仅殴打她，还经常不给她饭吃，并且多次对娜塔莎进行性侵。2006年的一天，沃尔夫冈将娜塔莎带到地面上，让她清洗汽车。由于吸尘器的噪音比较大，沃尔夫冈便走到旁边接听电话，娜塔莎见门没关，便爬到门边逃了出去。事发之后，沃尔夫冈畏罪卧轨自杀了。

事情到此似乎已经结束了，女孩重获了自由，施暴者的下场也足以平民愤，然而接下来发生的事情却让人难以理解——这个女孩不仅拒绝去见自己的亲生父母，反而在听说那个伤害她的男子自杀后，坚持要去探视他的陵墓。对于八九年没有见的父母，她不想见，反而要去看那个伤害了她八九年的人，该怎么去理解这件事情呢？

我觉得女孩的表现同样可以用斯德哥尔摩综合征来解释，就是所谓的对攻击者认同，对攻击者认同的一个非常重要的基础就跟依恋有关。我们之前提到过，监狱对犯人最大的惩罚就在于切断他所有的情感联结和社会接触，所以反过来说，人是非常渴望形成依恋关系，形成情感联结和社会接触的，而且创伤越严重，对依恋关系的需要就越大，以至于我们会觉得，再糟糕的关系都比没有关系要好。因此，越是身陷囹圄，越是被伤害，越是被虐待，我们和虐待我们的人形成的情感联结反而越强烈。

亲密关系与创伤性联结

由于我们需要亲密关系，尤其是在经受创伤时，我们更需要亲密关系去医治，这就不可避免地导致了所谓的创伤性联结的产生。这是什么意思呢？就是一方面，人处在严重的创伤当中需要亲密关系，但是在他现在的环境中又没有亲密关系，所拥有的唯一的关系就是那个不断虐待和伤害自己的人，所以获得亲密关系的唯一方式，就是让自己像那个权力和力量远大于自己并且运用权力和力量虐待自己的人，以应对亲密感的丧失和孤独感。所以，在这个时候，被虐待、恐吓的人就会感到自己要完全地依赖和认同施虐者，这就构成了矛盾冲突——"我"的安全感是来自危险的，而这种创伤性联结又会强化这种冲突，即我们所受的伤害越大，我们对于被保护、被支持的需要就越强，也就是说，我们与施虐者的联系就越紧密。这也可以解释为什么在很多家庭暴力的案件中，受害妇女不愿意离开自己的丈夫。

好的亲密关系是一种依恋型的联结，是人与人之间一种长期相互照料、相互影响的关系，能够帮助我们更好地生活下去。而创伤性联结却是一种很可怕的关系，即使它一开始的形成是为了让人生存下去。它也充满了控制和恐惧，因为它不是能够自我控制和自主的，往往会受到施虐者的控制，而受虐者则不得不遵从前者的意愿。这就是所谓的创伤性联结和依恋关系之间的区别所在。

这种创伤不是偶然发生的，而是长年累月不断重复的，它不断地向你传递一个信息，就是你不断地在被威胁和伤害。尽管你内心不愿意接受这样的伤害，但是在你没法逃避，也没法反抗的情况下，你不得不认为对方这样做是对的，久而久之你就会认为，对方这样做就是对的、合理的，也就是说，你被虐待、被伤害是因为你是一个糟糕的人。从另一个层面上来讲，就像前面提到的那个服刑犯说的："小的时候我被别人打，长大后我就打别人"。他这样做可不仅仅是在报复，因为他长大后打的人可能完全不是小时候打他的那个人。

他实际上完成的就是一种对攻击和虐待行为的认同——把自己从受虐者变成了施虐者，这也是很多问题行为、创伤不断地通过代际传承和重演的一个非常重要的机制。

以有边缘性人格障碍的人为例，由于经历了严重的创伤，他们会对"涉嫌"攻击和伤害的信息尤为敏感；由于他们的父母对他们通常是"冰火两重天"——好的时候可能非常好，但是一旦"狠"起来，也毫不留情甚至致命……所有这些都导致他对亲密关系形成了这样一种深刻的认识和体验：当关系越来越亲密的时候，伤害就要来了。一个没有过类似经历的人是很难体会和理解这一点的。对于我们大多数人来说，亲密关系就是亲密关系，爱我们的人是不会伤害我们的，但是对于这类人来说，可能父母或者其他照料者，在上一秒还风和日丽，但下一秒就是暴风骤雨了，所以他才会发展出这样一种人格特征——一方面非常渴望亲密关系，所以他会拼命去抓住这种亲密关系；但另一方面，他对这种亲密关系又有着强烈的担忧和恐惧，因此在行为上，他会表现出这样的特点，即在对方抛弃自己之前先抛弃对方，或者说，他会有很多破坏亲密关系的行为，甚至把周围人都变成伤害和抛弃他的人（我们不难想象别人为什么会如此对他）。

在此，我想举一个例子来更直观地说明。

几年前，我介入了这样一件事情中。简单来讲，一个女研究生在读书期间学习不太好，也没能按时完成毕业论文，导师和学校建议她延期毕业，但是她因家境贫寒等原因，不同意延期，而她解决这个问题的方式就是不断地纠缠，甚至身体攻击她的导师，最后在很多同门的"帮助"下，她总算完成了毕业论文的写作。按理说事情到此算是解决了，但是接下来又出现了另一个意外情况——她居然没有去参加毕业答辩。在这种情况下，答辩自然就不能通过，对此她又无法接受，她解决这一问题的方式又是故伎重演，就是不断地纠缠答辩会的每一个老师，最后居然迫使学校破例通过了她的答辩。但事情远没有结束，这个女生还不放手，她对学校提出了更高的要求——要求学校给她找一份她满意的工作（注意是她满意的工作）。学校当然没有义务或者政策要帮学生找工作，于是就拒绝了她，然后她就把学校告上了法庭，以各种理由，包括"我的论文是很多人帮忙写的，你都让我答辩了；我都没有参加答辩会，你也让我通过了……"非常像我们所说的"猪八戒倒打一耙"。

她的律师告诉我，那个女孩的家境比较困难，他一开始也是本着一种帮助学生、帮助弱势群体的心态去打官司的，结果他发现，尽管他没有收这个女生一分钱的律师费，纯粹是法律援助，但他的生活却被她搞得一团糟，因为这个女生会随时给他打电话，给他施加各种压力，以至于他的精神几近崩溃，大病了一场。

我举这个例子是想说明一个人的人格特点，跟他的早期创伤经历是有关系的，就像我一开始说的那样，可恨之人必有可怜之处，可怜的身世背景往往会让人发展出异常的应对环境的策略方式，而这种方式往往具有人际破坏性，这种破坏源于过去的创伤经历带来的不信任。这种对周围人的不信任和不安全感，让人一方面拼命地去寻求亲密关系，另一方面又会轻易地破坏亲密关系，这就是一个典型的人格障碍的例子。

理解和治疗有人格障碍的人有两个非常重要的要点：第一点就是我们要去了解和理解他们的创伤经历，要明白正是因为经历了非人的、糟糕的创伤，他们才不得不为了生存而表现出某些症状，比如性格古怪、不可理喻和冲动，实际上他们自身也为此感到非常痛苦。

第二点是，我们要意识到，他们所经历的创伤往往来自最亲密的人，来自原生家庭。换句话说，家庭环境给他们造成的创伤和影响，会导致其发展出某种有问题的性格特点。比如一个从来没有得到过充分肯定和欣赏的人，可能会发展出自恋的人格特点；一个不断被攻击和虐待的人，会发展出反社会的人格特点；如果一个人总是不断经历父母的"冰火两重天"——时而爱护有加，时而冷漠暴虐，他就可能会发展出所谓的边缘型人格障碍的特点；而一个总是被忽视，得不到足够的关注的人，可能会做一些出格的事情，因为他一方面渴望亲密关系，另一方面又不相信自己能拥有亲密关系。因为他并不想真正与人建立深入、真诚的关系，所以他的行为就会呈现出"表演"的特点，他可能都不知道这个世界上还存在深入和真诚的关系。

人格障碍中的人际关系模式

我们发现，那些经历了复杂性创伤的个体，在人际关系上大概会表现出以下几种问题模式。

第一种模式是，在经历了创伤之后，这个人特别渴望找到一种可以依赖、可以提供情感保护的亲密关系，但同时又害怕被抛弃。

第二种模式是，这个人会重复他的创伤经历，所以他更容易被伤害。你会注意到，在他过往的经历中，他一直都在寻找"刀子"。我们在之前提到过，有的女性之所以总是遇到花心、品行不端或者有暴力倾向的男性，就是因为后者可能跟她生活中某个重要的男性有着相似之处。这种模式会导致虐待关系不断重复。

　　第三种模式是，这个人在跟他人相处时的态度会发生特别大的转变。一方面，由于创伤，他对关系有一种强烈的依赖和需要，因此他会特别努力地想要获取他人对自己的认可和接纳，但是一旦获得这样的关系，他就会产生一百八十度的改变——开始退却。因为一旦进入亲密关系，他就会感到极其恐惧，因为他经历过被最亲密的人抛弃的体验，所以他在人际交往中会在这两个极端之间拼命地摇摆。

　　第四种模式是，这个人会在人际交往中表现出极端的控制欲。在现实生活中，我们会发现有些人的控制欲特别强，但实际上控制欲越强的人，背后的无助感就越强；越是渴望权力、热切参与权力斗争的人，越可能是曾经被控制、被羞辱、被伤害的人。所以对他们来说，避免被控制是不够的，还必须能够控制别人，只有牢牢地控制别人才能让自己感到安全。所以这种对控制感的过度需要，实际上也反映了创伤经历的影响。

　　第五种模式是所谓的内化的攻击模式，即对攻击者认同。然后被虐待者就成了虐待者，这就形成了一个恶性循环，导致虐待不断发生。我之前讲到过，那些会打骂、虐待自己孩子的人，基本上都有过被自己父母虐待的经历。我在临床工作中发现，大约有三分之一的被虐待的儿童在成人之后，也会去虐待自己的孩子，而且他们要么否认自己被父母虐待，要么认为父母虐待自己是应该的；还有三分之一的人会继续被生活中的他人虐待，比如说被自己的丈夫虐待；只有三分之一的人表现出正常的行为模式。

我曾经有一个来访者，他是因网络成瘾前来求助的。令我印象特别深刻的是，他们是一家人一起来的，由于当时咨询室的门是关着的，因此他们不知道我在里面，我就听到了他们在外面的谈话。他们仅仅比约定的时间早到了 10 分钟，这个母亲就不断地抱怨所有人，抱怨儿子，抱怨丈夫，斥责他们没有安排好时间，等等，请注意，他们不是迟到而是早到了。在整个过程中，我没有听到其他任何声音，没有任何的反击和辩驳，也就是说，这个母亲非常强势地控制和压迫她的丈夫和儿子。

在咨询开始后，我发现这个孩子之所以会网络成瘾，之所以跑到网吧彻夜不眠地打游戏，最重要的原因并不是他不爱学习，而是因为一回到家，他就会被母亲不断地唠叨，这让他很崩溃。他只有逃开那个家，逃开母亲的控制才能稍微舒服一些。我还了解到一个情况，就是他的外婆也是一个特别强势、控制欲特别强的人，而且他母亲也在跟他现在相似的年纪，也就是十八九岁的时候离家出走过，起因也是为了反抗母亲也就是他外婆的控制。我们不难看出，这种行为模式基本上是在两代人身上一模一样地出现了。

当我了解了这两点后，我把他母亲也叫过来一起讨论这件事，没想到他母亲告诉我："我觉得我母亲当时做的都是对的，如果没有她当时对我的控制或影响，我就不会有现在的成就。"所以我们会发现，就是她对自己的攻击者——她母亲居然是认同的。对于她母亲的控制，她的态度从一开始的反抗、离家出走转变成了最后的认同。而且她把同样的模式也转移到了自己的儿子身上。

最后一种问题关系模式叫作隔离，指的是受虐待的儿童会倾向于和同伴保持距离，即会出现社交退缩。因为他要隔离自己的羞耻感，要保守这个被虐待和被伤害的秘密，他们可能会幻想出一个理想化的他人、一个理想化的情景来让自己感到温暖，比如卖火柴的小女孩。幻想其实是一种重要的心理防御机制，当你的生活中没有温暖，而你又不信任他人时，你只有通过想象来给自己创造温暖。

总之，复杂性创伤是导致人格障碍的重要原因。无论是哪种人格障碍，边缘型、自恋型、表演型还是反社会型，都是个体在早期应对问题环境的方式。这种方式在当时是有积极意义的，比如对攻击者认同能够提高个体的生存几率。然后由于受过伤害，个体一方面渴望亲密关系，另一方面又对其感到恐惧，所以会提前离开这样的关系。作为咨询师，要透过这些症状去看到背后的根源和心理机制，使来访者的问题关系模式不再重演。

第 8 章

在关系中受到伤害，
在关系中痊愈

　　这一章的主题是：在关系中受到伤害，在关系中痊愈。第一个关系是指我们所经历过的创伤性关系，第二个关系更加复杂一些，主要指的是创伤治疗中的治疗关系，其中可能会发生的移情和反移情是我们要探讨的重点，除此之外还包括创伤受害者的现实关系即社会支持系统。

创伤受害者的人际关系特点

　　无论你是来访者、来访者的家人或朋友，还是咨询师，都需要去深切理解，一个人在经历了严重心理创伤后，尤其是在亲密关系中受到严重的伤害后，他在人际关系包括在咨询关系中会有什么样的特点。

　　由于心理创伤最重要的核心体验就是个体感到失去了控制感，被剥夺了对自己的生命、生活的控制感和权利，再加上亲密关系的缺失，因此创伤的复原要以恢复来访者的控制感和建立起新的亲密关系为基础。简单来说就是缺什么，补什么。只有恢复控制感，重新建立某种亲密关系，受到创伤的人才能好起来。这里要强调的一点是，对所有人来说，情感生活、亲密关系都是不可或缺的。我们在前面也提到过，剥夺与他人的亲密关系和情感联结可能是对人最严厉的惩罚之一。

我之所以说在关系中受到的伤害只有在关系中才能够修复，是因为在关系中受到的伤害所产生的体验，会影响这个人在此后的关系包括亲密关系中的表现。我们可以试想一下，如果一个人曾经被自己亲密的人伤害、虐待、控制、否定和贬低，那么他就很难建立起对他人的基本信任，很难有自主性，很难形成对自我的认同；在建立亲密关系方面，他会变得非常笨拙，或者常常破坏亲密关系，所以我们一再强调，复原的第一原则是给创伤者赋权，使他恢复权利感。他必须做自己复原工作的发动者和觉察者，其他人可以提供支持、建议、协助和关爱，但不能控制他的复原过程。

创伤咨询的咨询关系

曾经有一个来访者跟我说："好的咨询师会认可我的经历和体验，并且帮助我去控制自己的行为，而不是试图控制我。"这个来访者告诉我，他之前也求助过别的咨询师，但第一次见面他们就发生了激烈的冲突，因为他觉得咨询师一直在试图控制他。我想说的是，这就是咨询师和来访者之间的不匹配。我觉得对于一个创伤受害者来说，治疗师的内心需要更强大，要把咨询的控制权更多地让渡给来访者，让来访者有控制感，有控制整个治疗进程的权利。这是我们重要的治疗原则。我们要去跟来访者建立起亲密的联系、信任的关系，并且要避免支配他们。

　　我再谈一个非常有意思的细节，就是关于对咨询时间的控制。有时，在咨询过程中，来访者会对咨询过程表现出强烈的控制欲，比如他会告诉你："你现在可以开始咨询了。"然后过了一会儿，他又告诉你："现在还有 15 分钟时间，你可以开始总结了。"我最开始遇到这些情况的时候觉得很好笑，觉得来访者在做我的工作，或者说他在做一个咨询师的工作。但是再进一步想想，他为什么要对时间有这么强的控制感？这是因为他在现实生活中受过很多严重的亲密关系创伤，他在关系中是受控和失控的。

　　有两位国外的心理工作者也提到，他们治疗被殴打的女性的一个重要目标就是恢复她们的自主性和权利。自主性是指让来访者能够保持灵活性，能够有自我肯定和归属感，能够顾及、保护自己的利益，而且可以自主地做出有意义的选择，我想这是每个人都期待的状态。没有人喜欢被情感隔离、被抛弃，也没有人喜欢僵硬的生活状态。那些生活中极其需要控制感，极其需要刻板地遵循某些规定的人，大概都有某种创伤性经历，因为只有这样做，才能够让他们感到安全。我们很容易就能发现，这不是一种舒服和理想的状态。所以，我们恢复来访者的自主性和控制感，让他能够自己为自己做决定，这非常有助于他们从糟糕的创伤体验中走出来，回到健康、积极的体验中。

　　值得注意的是，尽管治疗关系或者咨询关系只是众多人际关系中的一种，尽管这种关系比较特殊，是专门提供帮助服务的关系，但它并不是唯一可以有效帮助来访者的关系。

我曾经有一个来访者，在我们最后几次咨询中，我把重点放在了她和家人，尤其是和她丈夫之间的关系上。当我帮助她丈夫了解了她所受的严重创伤时，这位男士非但没有因妻子的创伤经历而否定或者抛弃她，反而表示了理解和接纳，甚至还说了一些"自己作为丈夫没有很好地帮助妻子，希望在今后的生活中能更好地支持她"之类的话。在这之后，她现实中最重要的关系——她和丈夫之间的关系从濒临破裂开始好转，而且越来越好。这对她走出创伤无疑是一个特别重要的力量之源。

有时，我会跟一些还没有结婚也没有恋爱的来访者说，你的创伤经历确实会给你现实的亲密关系带来很多负面影响，如果你要去找另一半的话，那我建议你找一个来自幸福家庭的人。尽管这样的人可能不太能够理解你的痛苦，因为他从小没有经历过，但是他有足够的安全感去接纳、包容、理解你，他会给你一种全新的亲密关系体验，而不是伤害、抛弃或者否定。

我也有一些朋友的家庭背景很糟糕或者说有创伤经历，但是他们大都没有出现非常严重的问题。很多人会跟我说，自己很幸运遇到现在的丈夫（妻子），他（她）对自己特别好，而且自己的家庭或者公婆或者岳父母的家庭特别和睦，他们也把自己当亲生孩子看待，这种感受是之前从来没有过的。

在建立治疗关系之前，我们要意识到，治疗关系并不是治愈创伤的唯一良药，现实关系可能更重要。不过这两者并不矛盾，它们的结合点就是我们要帮助来访者找到现实中美好的、亲密的关系，让来访者在这种关系中实现真正的复原。

咨询关系的独特性

我们一直在说咨询关系是独特的，它的独特性表现在以下几个方面。

第一，建立咨询关系的目的。我们之所以要建立咨询关系，是为了帮助来访者解决问题、改善症状，也就是说咨询关系是有明确的目标的，这与朋友关系是不一样的。

第二，咨访双方之间是有咨询协议的。来访者之所以前来咨询是因为他需要关系和帮助，再加上咨询师有职业伦理和专业性的保证，所以来访者一开始就要信任和服从这种与咨询师事实上的不平等关系。所以请注意，在这种情况下，来访者和他过去的亲密他人、他的支配者、他的父母之间的关系，很可能会在咨询关系中重演出来，因为这些关系都存在权力的不平衡性。但是另一方面，无论来访者是重演其过去的创伤经历，还是由于过去在亲密关系中的创伤经历，他都会把咨询师理想化，会把自己对亲密关系的需要投射到咨询师身上，也因此更容易对咨询师产生依赖。这就是所谓的对亲密关系的需要被激起，是一种移情，这种移情会扩大咨询关系中的权力不平等，进而使来访者更容易受到咨询师的控制和影响，所以咨询师必须特别注意心理咨询的职业伦理问题。来访者是因为职业的专业性而信任咨询师的，所以对这种信任关系的背叛是严重违反职业伦理的，也会导致治疗的失败。

第三，在进入咨询关系时，咨询师要承诺保持公正和中立的立场。公正是指，我们要秉持来访者利益至上的原则，不滥用他们对我们的信任和我们对他的影响力来满足个人的需求；中立的意思是，我们对来访者内在冲突所采取的立场是不偏颇的，我们不试图指导或者控制来访者去对自己的重大问题做出选择。在此，我们有必要提及咨询师的道德立场，我们说的中立立场是指不替来访者做决定，不把自己的价值观强加给来访者，但这并不意味咨询师不可以有自己的道德判断。我们之前提到过，心理创伤的受害者往往经历的是人际创伤，而人际创伤往往涉及道德、伦理和法律的问题。从一定意义上来说，当来访者极大地信任你，并且在你面前暴露他内心的感受、想法和创伤经历时，我们就成了他的创伤经历的见证者，所以不管是基于建立咨询关系的需要，还是从社会道德正义的角度来说，我们都必须和受害者采取一致的立场。这并不意味着来访者就没有任何错误，而是说不管来访者是否完美，是否完全无辜，我们都支持和理解他。我们要意识到，这件事情对来访者已经造成如此大的创伤，他已经产生了如此严重的创伤反应，就意味着他经历了很多不公正的对待。所以，我们以我们的道德立场去还来访者以公道，这不仅有利于咨询关系的建立，而且本身也是一种疗愈的力量。

我在第 3 章中讲过，我曾经帮助过一位有性创伤经历的女性。她来见我的时候有一些明显的创伤后应激障碍的症状，除此之外，她还有一些偏执，因为她坚信当时办案的警察被施害者收买了。当然事实证明并不存在她说的这种情况。但是为什么来访者会有这种怀疑呢？就是因为这个警察在做笔录和侦破的过程中，没有表现出对受害者的支持、关爱和理解，完全就是一种公事公办的态度，这可能是更加客观中立的，但对于经历创伤者来说也可能构成二次创伤倾向。这让来访者觉得自己刚经历过这么严重的创伤，但是警察对自己的态度好像都是自己的错，这不合常理，所以他很有可能是被买通了。

因此，我要说的是，作为咨询师，我们要在道德立场上对一个人所经历过的非人的对待、受过的心理创伤予以支持、同情和理解；我们要立场鲜明和坚定地让来访者感受到我们对他的同情和支持，当然我们的这种态度也是要维护社会公正的，这本身也是非常重要的治疗环节。

国外一位名叫卡迪娜的创伤治疗师说过："创伤治疗中最重要的部分是要对病患阐明其症状的性质和意义。"也就是说，我们要让来访者理解他为什么会出现这样的症状，同时又要像保护性的父母一样，帮助他恢复对外界的控制。

综上所述，咨询关系是一种合作性的工作关系，在这种关系中，我们和来访者之间相互合作。我们相信，在这种关系中，劝导要比胁迫有用，沟通要比暴力有用，平等互动要比控制有用。通过和来访者之间这种良性的沟通，他们由于创伤而形成的执念和行为模式就能够得以消除。

创伤会损害来访者建立信任关系的能力，导致他们不仅对周围的人设防，也对咨询师设防，这是我在治疗创伤受害者时一个非常强烈的体验。如果来访者一开始就告诉你他不信任任何人，也没有办法信任任何人，那么他很有可能遭受过严重的心理创伤，而且这种创伤是发生在亲密关系中的。所以和治疗一些复杂性创伤受害者时，遇到困难和阻抗完全是意料之中的；没有困难和阻抗，也许是更大的困难和阻抗。

我曾遇到过这样一位来访者，她在第一次见我时就把自己所有的创伤经历，包括与之前的咨询师发生性关系导致她情绪崩溃、几近自杀等事件统统告诉了我。她的这种表现，与其说是对我的信任，倒不如说也有自我伤害的意味。看起来我们的咨询关系建立得很顺利，但实际上非常不扎实。她的这种绝对信任恰恰反映了一种强烈的怀疑和自我伤害倾向。

所以，我们在治疗一开始就要预见到这些可能会遇到的困难，简单来说就是，在面对有严重创伤经历的来访者时，最大的困难就是建立良好的咨询关系。而一旦咨询关系建立起来，对于创伤体验的处理就容易得多。所以我经常说，对于这样的来访者，我们大概需要用三个月、半年，甚至更长的时间来建立咨询关系，也就是说经历来访者对我们的不信任和攻击，以及种种破坏咨询关系的行为。说得直白一点就是，在咨询关系建立的过程中，来访者会"折腾"一段时间，他需要"折腾"几个月到一年的时间。只要我们挺过这个困难时期，并且处理好自己的反移情，一旦咨询关系建立起来，接下来的治疗就会顺利得多，这也是我之前所说的"走得越慢，到得越早"的内涵之一。但是在现实中，很多咨询师都没能成功渡过这一时期。

创伤咨询中的移情与反移情

移情

移情是精神分析理论最基本和最核心的概念之一，简单讲就是我们把过去对重要他人的情绪和感受转移到现实中的人，通常来说就是咨询师的身上，然后我们对待咨询师的行为及产生的感受就好像是在重演自己过去和重要他人的关系一般。移情是无所不在的，换句话说，我们跟过去生活中的重要他人的关系可能是我们习得的唯一关系模式，这种关系模式一定会在此后的人际关系中不断地重演出来，因此越是糟糕的关系，越有可能在咨询关系中呈现出来。

而创伤受害者的移情又会呈现出这样一个特点，就是他们会非常快速且强烈地发展出移情反应。请注意，这种移情反应可能是正性的，也可能是负性的。也就是说，它可能是积极情感，比如对咨询师的理想化和强烈的认同，就是能与咨询师轻而易举地建立起"良好"的咨询关系，但轻而易举地建立也意味着能够被轻而易举地打破。

在面对这样的来访者时，我们有时会产生一种"剧情神逆转"的感受；但有时，我们却会感受到我们多次提到的对攻击者的认同，就是由于在来访者的生活当中没有其他关系模式，他也接触不到、无法去学习任何其他模式，所以往往会发展出对攻击者的认同。

　　我们要将这些问题放到更广阔的历史背景中去理解。我曾经参与过一起特别严重的危机干预。当时，当事人拒绝见任何人，在那之前已经有很多人跟她沟通过，但是没有任何帮助。她见到我的第一句话就是："我不相信任何人，我不需要任何心理帮助，你们所有人都觉得我是神经病，我跟你们没有什么话好说。"

　　那个时候我的处理方式是，我静下心来听她讲述了她的成长经历和背景，我发现她的原生家庭显然有非常严重的问题，她和她的原生家庭之间的联系已经断绝了很久。我告诉来访者，我完全能够理解她现在的问题行为，我告诉她："我知道当你男朋友想要离开你的那一刻，你觉得这个世界上连最后一丝温暖也没有了，所以你才想自杀。"当我说完这些后，整个干预过程的转机发生了。

　　她从一开始时的拒绝跟任何人交流，把头埋在胳膊底下不愿见任何人，到抬起头来跟我有了目光交流，就这么平视着我。虽然可能还有某种敌意，但是她确实对我产生了兴趣和初步的信任。这是整个干预过程一个非常重要的转折点。

　　国外有位咨询师发现，对于创伤受害者来说，移情似乎并不是单纯的咨询师和来访者之间的互动，而是一种三方互动，好像还有一个人在场，这个人是谁呢？就是施害者，施害者要求来访者保持沉默，不去追究。他虽然不在现场，但是他的影响力是存在的。由于来访者曾经遭受过长期严重的控制和虐待，他对施害者的认同和恐惧会导致其产生一系列负面情绪，他会感受到强烈的失控感和无助感。所以创伤越严重，来访者就越需要温暖的关系，越希望有一个无所不能的救援者。他们往往会把这种需要投射到咨询师身上。

　　所以，我们经常发现，在治疗的第一个阶段，创伤来访者对咨询师会有一种积极的、正向的移情，将咨询师完全理想化甚至会讨好咨询师，这是因为他特别需要和渴望跟咨询师建立起这样一种理想的关系。但是请注意，这是他对自己理想父母的投射，这样的投射和幻想会起到保护作用，但是这种关系实际上是非现实的，因为咨询师不可能成为一个无所不能的母亲，所以有时咨询关系对来访者来说是很"可怕"的，因为来访者是如此需要咨询师，但又无法控制他。

　　所以，有时来访者会这样跟咨询师说："你知道吗，我们的咨询关系对我来说非常重要，但也很可怕，因为你可以用你说的话或者用你不关心我、离开我来杀死我。"就是来访者一方面将咨询师理想化，另一方面又担心咨询师会抛弃自己。在这种情况下，有一点是肯定的，那就是绝对的理想化就意味着绝对会失望，因为咨询师永远不可能满足他对绝对理想的母亲的要求。而当这种期待不能够完全实现的时候，来访者就会表现出强烈的愤怒。

　　来访者会觉得他生命中所有的需要甚至生命的延续都需要咨询师负责，但是咨询师很明显不可能满足这样的期望，然后来访者就会觉得咨询师不合格。他不允许任何人犯错，这种苛求本身就会导致失望。这也是创伤受害者矛盾的一面：一方面，他需要求助和信任咨询师；另一方面，他的创伤又会破坏这种信任关系，使他无法和所有人包括咨询师建立起信任关系。

　　除此之外，来访者与施害者这种长期的互动也会改变其关系模式。这其中最有讽刺意味的是，尽管来访者非常害怕再次受到伤害，但似乎又没有办法让自己摆脱被攻击和伤害的命运，甚至会有意制造出某种关系让自己在其中受到伤害。也就是说，有时来访者会情不自禁地、无意识地去招惹别人来伤害自己，这种被支配和顺从的过程会在咨询关系中不断重演。简单讲就是一开始的极度理想化和很快的失望、愤怒不断地重演，形成了一种所谓的强迫性重复的关系模式。当来访者带着对他人的理想化预期进入亲密关系时，他很快就会发现令自己失望的部分，进而招惹到别人的攻击和伤害。我觉得"招惹"这个词不是特别恰当，更确切地说是"诱惑"，或者说就是无意识中使这种问题关系模式不断重演。

除此之外，我们之前提到过，长期创伤的受害者对人会有更敏锐的观察，他能够很"善解人意"，因为长久以来，他必须要察言观色才能生存下来，才能使自己少受一些攻击和虐待，但如果他将这种行为模式带入新的人际关系中，往往是行不通的。比如说，在咨询过程中，来访者会特别仔细地观察咨询师的一言一行，试图通过完全了解咨询师来获得控制感，使自己免于遭受他所预期的敌对反应。也就是说，他的预期是所有人都会攻击和伤害他，所以他不相信治疗师的善意，认为咨询师的帮助必定有所图。

这也是一种投射性认同，从这个层面上讲，来访者非常善于把周围人都变成攻击、虐待、伤害、抛弃自己的人。这是一种自我实现的预言，他们会因此而感到极度失望，不明白为什么自己付出了这么多，却得不到好的结果。这在某种程度上就是一种"诱惑"的过程。

其中一种极端的情况就是与性有关的移情：来访者跟咨询师发生关系。

在一个案例中，女性来访者尚未成年，而她的咨询师的年龄甚至可以做她爷爷了，我们可能很难理解，他们之间怎么可能发生性关系？但是由于这个女孩有过类似的创伤经历，她可能会觉得，她在他人尤其是在强有力的异性眼中唯一的价值就是自己的身体，所以她认为，只有当她跟咨询师建立两性关系的时候，她才是安全的，因为这是她过去跟异性建立亲密关系或者稳定关系的唯一途径。也就是说，这种性创伤会让来访者产生一种错误的理解和认识，似乎只有拥有这种性关系才能证明自己的价值和意义，才能赢得或者分享他人的权力。但是由于这种关系跟社会伦理规范相冲突，因此她又害怕这种关系在咨询关系中重演。而这种关系一旦重演，就会强化来访者的信念，即所有的人际关系都是肮脏的，或者所有男性都是性动物。

反移情

接下来我们要讨论的是反移情的问题，即来访者把咨询师变成了攻击者和伤害者。那么这种反移情是如何形成的呢？反移情的形成有三种模式。

第一种模式是，咨询师受自己特殊的人生经历的影响。所以咨询师必须深刻了解自己，了解自己当下的情绪反应有多少来自自身的经历，有多少来自来访者的激发。

第二种模式就是所谓的替代性创伤，我们会因听到来访者悲伤的故事而受伤，从而产生反移情。

第三种模式是咨询师的自恋，就是创伤和帮助来访者会使咨询师觉得自己无所不能，好像自己是唯一能够帮助来访者的人。

在此，我们重点讨论一下第一种模式，即所谓的投射认同。在产生这样的反移情之后，首先，咨询师可能会对来访者产生很强烈的敌意。来访者激怒了他，他现在很讨厌来访者，想抛弃他，想结束咨询关系，甚至想要去攻击他。其次，咨询师可能会将这些想法付诸行动，比如终止咨询关系、以不恰当的方式转介来访者，甚至抛弃来访者。总之，当咨询师这样做的时候，实际上是在重演来访者过去的虐待关系。所以我们会发现，咨询师的这种行为其实就是对来访者的无助感的认同：来访者无助，咨询师也感到无助；来访者愤怒，咨询师也很愤怒。除此之外，在反移情过程中，还有一种更常见、更可怕的认同，就是咨询师认同施害者，即觉得是来访者有问题，是来访者自身的问题导致他被伤害，从而不相信、不接纳来访者。

在这种情况下，咨询师说的话大概跟施害者所说的一模一样。咨询师可能会对来访者的创伤经历进行一种合理化的解释，比如："你为什么要在晚上 11 点多出门买饮料，还穿得那么少，你不知道这样做不安全吗？"这似乎是把来访者所受到的伤害归因于她自身行为的不妥，似乎是她自己引诱了别人犯罪。如果你作为咨询师也产生了这样的疑惑，那你就要注意了，你跟施害者的想法是如出一辙的。

有时，我们也可能会对来访者的行为感到不理解甚至反感。因为有的来访者在描述自己的创伤经历时，并不像我们想象的那样会痛哭流涕，让人无比同情。她可能非常平静，甚至会告诉你说，其实她和那个施害者是有真感情的。就是她会替施害者辩护，这就是所谓的对攻击者认同。在这种情况下，我们可能就会感到些许不理解或者不认可。

当我们面对一个遭受性创伤的女性来访者时，如果我们去质疑为什么她没有反抗或逃脱，那么从一定意义上来说我们就没有理解我们的来访者。我们只有理解了她们，才能真正建立起咨询关系，才能够真正帮助她们。否则，我们可能要么看不起来访者的无助，要么对其愤怒感到恐惧，所有这些都会阻碍我们陪伴来访者前行。

这里面还有文化歧见的问题，例如对性创伤受害者的污名化。性侵歧见指的是一系列"对强奸、强奸受害者和强奸犯的偏见、刻板印象或错误观念"，比如认为"强奸的发生是因为男人强烈的性欲""强奸之所以发生是因为女性穿着太暴露或者太诱人""名声好的女性是不会被强奸的"，等等。

有人认为这样的错误态度和信念之所以能在世界范围内广泛持续地存在，主要是因为在以男权为主的社会，为了维护男权的统治，需要证明男性对女性的性侵犯是正当的；而女性也需要认同这个观念来否认自己的脆弱，因为如果只要通过限制自己的言行、穿着就可以减少被强奸的风险，那么这无疑比指责加害者更能提升自己的控制感和安全感。

这些文化歧见对创伤受害者的伤害，可能胜于创伤本身造成的直接伤害，因为这种伤害导致受害者非但得不到周围人的同情和支持，反而会遭到歧视和否定。因此，咨询师需要更加关注自己可能的偏见，从而避免在咨询中对来访者造成伤害。

我要强调的是，所有这样的行为表现都是咨询师在认同施害者，来访者和咨询师之间的互动已经把咨询师变成了那个虐待和伤害他的人。如果咨询师对此浑然不知，不仅不能够觉察和理解自己的反移情，而且还纵容自己的反移情反应的话，那么这种咨询关系就是有害的。

第二种移情模式就是所谓的替代性创伤。我们可能会发现，有的人明明没有经历严重的负面事件，但还是表现出了创伤相关的症状，这是为什么呢？别人的心理创伤会不会伤害我们？

因为我们跟来访者一起见证了这种灾难和暴行，所以我们对他们产生了共情；我们也体会到了和来访者相同，但程度较轻的恐惧、愤怒、绝望和羞耻，所以创伤的反移情作用包括对受害者和创伤事件本身的所有情绪反应。

这种替代性创伤对我们造成的影响是，我们的价值观会受到冲击，我们之前可能难以想象世界上居然会有这么坏的人，这会让我们感到没有安全感；我们对人的基本信任也会受到挑战，进而也会害怕、不相信亲密关系；我们会认同来访者强烈的愤怒和悲观，自己也变得悲观；当我们体验到来访者的无助后，我们会低估自己过去的经验、价值、技能和知识；我们会看不到来访者解决问题的智慧和能力，而只看到他的问题……总之，我们会感受到强烈的无助和无望，说狠一点，这个时候已经不是一个病人，而是两个病人了——咨询师也成了病人。

替代性创伤，就是说自己没有经历创伤事件，但亲眼看见别人经历，也会造成创伤。

我在第 1 章的时候谈到的那位摄影记者，在目睹了灾区的惨状后所出现的脾气暴躁、闪回、失眠等状况，就是明显的替代性创伤，因为他有共情能力，能体会到其他人的痛苦。在正常情况下，共情能力是我们帮助别人的动力。但在地震这个特殊的场景里，他一个人的力量是有限的，这种帮助别人的渴望无法实现，就会带来内疚、挫败、愤怒，从而引发替代性创伤。

生活中，消防员、急诊科医生乃至心理医生这样的专业人士，都容易受到替代性创伤的影响。因为他们往往因为特别想要帮助别人，而不注意自我保护。其实避免替代性创伤的方法很简单，就是要始终提醒自己：只有照顾好自己，才能帮助别人。在帮助别人的时候，你也需要别人帮助你，你要调动自己的社会支持系统，去消解共情带来的冲击和痛苦。

对于我们普通人来讲，媒体是替代性创伤的重要来源。前几年有一个新闻报道说北京下了特大暴雨，天桥底下的一辆车被水淹了，结果司机在车里打不开车门，就被淹死了。这件事当时引起了很大的震动，很多人表示很诧异、难以接受。因为大部分人都假设大城市是安全、有序的。谁会想到在北京这样的大城市，居然会在行车的道路上因为暴雨而淹死人呢？大家因为共情，为这位司机的遭遇感到悲伤，更因为共情，想到生活在城市里的自己，或许有一天也会遇到这样的意外情况，失去生命。在这种情况下，发生在司机和他家人身上的创伤，通过共情，就传递到了看到新闻的普通观众身上。所以，媒体也有自己的行业规范，不会去过度暴露创伤事件的惨烈细节，这其实也是在保护每一个普通人。

反移情的第三种模式是咨询师的自恋。咨询师越是觉得来访者无助，这种反移情存在的时间可能就越长。咨询师很享受这种控制来访者的感觉，觉得自己在扮演上帝的角色；他会不断地破坏治疗的边界，去扮演拯救者而不是帮助者的角色。所以，咨询师的自恋真的是一个非常重要的主题，这指的是咨询师觉得自己能够了解、帮助、关爱、治疗每一个人，但实际上他们是做不到的。咨询师要意识到自己的任务是通过反移情去理解来访者的经验和体验。如果我们作为咨询师对来访者产生了愤怒，想要抛弃他，甚至想要去攻击和伤害他，当我们觉察到了自己的这种感受和情绪时，我们就要去了解是来访者的哪些经历让我们产生了这样的情绪和体验。一定有一个来访者的重要他人和我们现在的感受、体验是相似的，所以不管这种情绪、感受、冲动有多么强烈，我们都要去找到那个最初的源头。

反移情是我们认识理解来访者的最佳工具。当我们意识到反移情的时候，我们要注意，不能让来访者被抛弃、伤害、否定、贬低的经历在咨询关系中重演。只要不发生这种重演，就能帮助来访者对亲密关系产生新的体验。在这种情况下，我们还需要接受督导，需要第三只眼睛来帮助我们看到自身可能看不到的情况，从而更好地处理自己的反移情。简单来说就是，我们要采取一种与施害者不同的行为方式，创伤治疗的情景与创伤情景的差异化最大本身就是有效的治疗。

　　在关系中受到的伤害，就要在关系中疗愈。要做到这一点，我们要理解创伤移情的特点，意识到它很强烈，甚至关乎生死，所以它往往会给来访者带来极大的压力。而且越是复杂性创伤，越是有人格障碍的来访者，越会引发周围人包括咨询师的负面情绪和感受。当你产生这些情绪的时候，你要意识到来访者正在把你变成过去那个攻击、伤害、贬低他的人，你要去找到那个关系和那个人，从源头进行有效的干预。这其中非常重要的一点是，我们要让来访者在咨询关系中产生一种完全不同的体验，让他意识到我们的行为反应与施害者是完全不同的，并且帮助他们在现实生活中发展出有效的、有意义的亲密关系，让他们在现实生活中也体验到这种与记忆中完全不同的感受，从而替代过去的创伤体验。这大概就是创伤疗愈的过程。

正确看待咨询师与创伤咨询

　　那么，我们要从哪里找到有经验，有足够职业胜任力的咨询师呢？

在心理健康领域，谁是专业人士呢？首先当然是医院的精神科和心理科医生，他们都有处方权。精神科医生更侧重通过药物，干预大脑的生理状态，实现对心理的支持。其次，就是心理咨询师。

如果要形容心理健康工作者和来访者之间关系的话，我觉得心理健康工作者更像一根拐杖，来访者自己力量不够的时候，要靠拐杖的帮助才能行走，但最终，来访者是要抛开拐杖，自己走路的。为什么这么说呢？我觉得有三点：一是你要自己想走出来；二是走出创伤需要用到你自己的经历，医生是代替不了的；三是究竟多快能走出创伤，由你自己的身体决定。

第一点，你要相信，改变的决定权在你。

既然你来找我，说明你过去依靠自己的力量没有能够解决问题。所以很多来访者一见到我，在说完自己的情况之后，很自然地就会问：老师，你说我该怎么办？我说，我不知道。

我说不知道，既有职业操守方面的原因，也因为这个问题背后有两层隐藏含义，它不是一个真问题。

第一层隐藏含义是，从职业伦理的角度说，我是心理咨询师，不是生活问题解决家，不能拿自己的经验和知识给别人提供生活指导。即使我的建议在自己身上有效，放到其他人身上也不一定有效果。如果碰巧对别人全都有效，也不过是在别人身上复制了我的某一部分人生。每个人的生命都是独特的，都应该自己去探索、去感受，我作为一个专业的咨询师，更不该剥夺别人做选择的权利。

　　抛开咨询师的职业伦理不谈，这个问题也是无法回答的假问题。首先，来访者这么问，背后的隐藏含义之一，是认为自己没得选、不能选，是主动放弃了选择的权力。其实，大部分人不是没得选，而是不敢去承担选择的后果。我们前面讲过，一个好的社会支持系统，会在人遇到创伤事件的时候，起到很好的支持作用。如果一个人有好的支持系统，就意味着他有好的亲密关系，有可以交心的朋友，这些都是需要花时间和精力培养的。一般我一说到要注意经营自己的社会支持系统，就会有人反驳，说大城市生活节奏快、人和人之间感情很淡漠，连交朋友都很难，更别提社会支持系统了。我同意他们描述的现实情况，但我同时也认为，是他们自己选择了不去交朋友。因为不管外在环境如何，你真心去对待朋友，也不总是能换回一颗同样的真心。自己付出了，别人却没有回报，这种感觉很不好。为了让未来的自己不受伤害，不如现在就不要开始，不交朋友，就不会伤心了。所以他们的选择其实是：为了不让自己付出了却被伤害，选择不去主动建立友情。

　　这个问题背后的第二个隐藏含义，是把做决定产生的后果，交给咨询师来承担。一般来访者到了要接受心理咨询的程度，往往情况已经比较严重了。他们觉得自己没有选择，但面前的咨询师就是专家，只有专家才能帮自己做出选择。如果对方给出的建议没有效果，就是这个咨询师水平不行，只要找到水平够高的咨询师，问题就会迎刃而解。其实，不只是普通人，连知名的心理学家也曾陷入过这个误区。心理学家罗杰斯在《论人的成长》一书中说：

有一种简便的方法来形容我自己这些年来所发生的变化，在我职业生涯的早期，我在问："我怎样治疗、帮助或改变这个人？"现在，我会用这样的方式来表达这个问题："我该怎样来提供一种关系，使这个人可以借助它来进行个人成长？"

既然改变靠自己，专业人士只是拐杖，那么怎么才能用好这根拐杖呢？这就是我要讲的第二点，心理咨询师在帮助你的时候，同时也是在调动你自己独特的经历和经验，带你发现你没注意到的事情。所以在接受专业帮助的时候，要放下自己，不要对抗心理咨询师，不要猜测对方用什么策略。

如果你问我，心理创伤的治疗和其他心理治疗，最大的差别是什么？我的答案是稳定化。你可以把治疗心理创伤的过程理解为做手术。做手术之前需要打麻药，稳定化就是这个打麻药的过程，是让我们在直面那些非常痛苦的经历之前，减轻面对痛苦时的强烈的情绪体验。

在治疗心理创伤的时候，我们一般不会直接让来访者回忆痛苦的经历，而是先要让他们想一些好的事情，让他们调动起过去好的感受和经验，去冲淡直面创伤带来的痛苦体验。

我曾经接待过一个来访者，他因为意外事件差点丧命，后来就出现了创伤，感觉自己非常不安全，对生命没有掌控力。我就跟他讨论，你有什么样的经历，能让自己感觉更安全、更好。我请他举了很多例子，其中一个例子他提到："我觉得自己是一个非常优秀的人，所以我对自己的生命有更好的感受力，可以更好地活下去。"我们只说到这里是不够的，还要去唤醒他成功的经验、美好的感受。

　　我就让他去回想，因为经历了什么事情，让他有了这种感受。他说，高考之前，他从老家来北京参加自主招生考试，几个星期后回去，没来得及复习就参加了一模考试。考完试成绩还没出来的时候，他的数学老师就把他叫进了办公室，问他："你觉得这次考得怎么样？"他说："这次没复习，我觉得考得一般。"老师说："你知道吗，你这次考了全市第一名，物理、化学都考了满分，偏偏数学就差两分，我平时跟你关系这么好，偏偏数学没满分，你什么意思？"他说："老师一边跟我说这个的时候，还一边打我呢。"我就问："老师怎么打你的？"他说："老师一边笑，一边用胳膊肘捅我腰，给我捅痒痒了。"我问来访者："你当时是什么感受？"他说："我当时觉得老师是多么欣赏我，他觉得我想考多少分就能考多少分，我这么长时间没刷题，居然还能考全市第一名，所以我是个非常优秀的人。"

　　在来访者跟我讲这段经历之前，他都处在一种非常崩溃、神情非常紧张的状态，但是当我唤起他过去美好的记忆时，他开始显得很自信，意识到自己是个非常优秀的人。这个过程，就是我们给来访者打麻药，提高他对痛苦的耐受度的过程。而这个麻药，也就是过去美好的回忆，是需要来访者调动自己的力量去回忆的。如果没有这个步骤，不管我们怎么说不要害怕过去的痛苦经历，也不会起作用。

第三点，吃药和咨询都不能立刻见效，症状消失、功能恢复的时间取决于你的心理和身体状况。

在治疗心理创伤的时候，除了心理咨询，必要的时候，我们还会使用药物去缓解症状。病人口服药物 2~4 小时后，药物就已经进入了他的大脑，与相应的受体结合了，但是这时候并不会产生疗效，药物治疗症状的疗效要在持续服药 1~3 周后才会产生。

疗效的产生为什么会迟到 1~3 周呢？因为药物产生的疗效，不是由药物占据受体直接产生的，而是在药物的干预下，脑内病态的神经调节平衡被打破，脑内的神经递质之间开始了新的调节，最终达到一个新的平衡，这大概需要三个星期的时间。这是由大脑自身调节的固有属性而不是药物的化学结构所决定的。

有时，会有病人问我："有没有一种药物，让我吃了，三天之后，我的心理创伤就好了？"我的答案是没有，这就像人怀胎十月才能把孩子生出来一样，我没有办法让你怀孕三个月就把孩子生出来，然后孩子一出生就能背起书包去上学，这是由人的生物基因决定的。

最后，我还想提醒你一点，在处理心理问题的时候，确实会遇到在一位咨询师那里怎么都治不好，换一位咨询师就治好的情况。这跟咨询师水平高低不一定有关系，更多的是双方是不是契合、能不能建立相互信任的关系。所以如果你确实感觉不合适，可以考虑换其他专业人士来为你服务。

第 9 章

哀伤和哀伤咨询

认识哀伤

哀伤的表现

我曾经读到这样一段文字，是我的一个朋友发在微博上的，她是这样写的：

我今天去了你已经不在的那个房子，我按响门铃，没有人在家。我把花留在了门口，院子里的树还在，挺好的，就是没有来得及种下我们说好的那棵树。窗帘还是白色的，房子还是安静的，没有看到你的车，我很好，你放心。

这一段淡淡的文字背后是久久的哀伤，写这段文字的人突然间失去了她亲密的爱人，而且一直没有从这样的哀伤中走出。

什么是哀伤？哀伤是指一个人在面对丧失，尤其是亲密关系的丧失时，所出现的生理和心理的反应。

一般情况下，哀伤会表现在情绪、生理、心理和精神四个层面上。情绪上的反应包括哭泣、生气、悲伤、内疚、孤独、无助、退缩、麻木、空虚、无望、恐慌、忧郁，感到被孤立，有分离的焦虑，感到被打击、难过、痛苦、自贬、怨恨等。

生理上的反应包括麻木感，感觉喉咙紧绷、呼吸困难，胸痛，胸闷、恶心、耗竭、失眠、消化不良、食欲减退、血压改变、抵抗力下降、内分泌失调、肌无力、腹泻、性欲和食欲减退、眩晕，甚至有认同逝者的症状。

心理上反应包括自尊水平降低、注意力不集中、否认、不真实感（无法接受这样的事实）、分离感、失去控制、不安全感、悔恨、敌意、觉得不公平、不断地追忆和想念逝者，甚至想死去，有时也会梦到逝者。

精神上的反应是指我们会为这种亲密关系的丧失寻找意义，我们可能会对命运产生强烈的愤怒，我们会质问为什么会发生这样的事情，甚至为此改变自己的信仰，当然，也可能会变得更加虔诚，试图寻找死亡或者生命的意义。

我们通常会从不同的角度去理解哀伤情绪。

从生物学角度来说，哀伤是指一个人在面对亲人亡故或者致命性应激和压力时所出现的各种身体反应，严重的哀伤会摧毁我们的免疫系统，让我们的身体虚弱、内分泌紊乱。我们有时会听说这样的情况，一对老夫妇，相濡以沫了一辈子，后来其中一方去世了，而当时健在的一方在不久之后也去世了。这就是因为强烈的哀伤可能会摧毁人的免疫系统，使人更容易生病。

从精神分析的角度来说，在亲人离去后，我们会在心理上希望他们还存在，我们会幻想逝者还活着，但是这种幻想会受到客观现实的挑战。

从认知行为理论的角度来说，针对哀伤的咨询就是对能够引发痛苦的与丧失有关的记忆和外部线索进行脱敏，也就是使来访者在回忆起逝者时，不再出现特别强烈的悲伤情绪。

而家庭系统治疗会将丧失、丧亲视为整个家庭生活中一种正常的现象，引导家庭成员承认丧失的现实，并且重新分配家庭成员的角色和日常事务，重新制定家庭规则。

哀伤和抑郁的不同之处

哀伤和抑郁有很多相似和不同之处。相似之处在于当事人都会情绪低落、悲伤，但其不同之处也很明显。一般来说，我们认为抑郁是一种病理性状态，而哀伤是人在经历重大亲密关系丧失之后的正常反应。弗洛伊德在其晚年的著作中提到，哀伤和抑郁的表现形式相仿，都是丧失所爱的客体的结果，但是哀伤者知道自己失去了什么，而抑郁的人不知道。

弗洛伊德认为，在哀伤的时候，我们和客体之间是一种简单的关系，就是丧失，丧失了亲密关系；而在抑郁的时候，我们可能会存在一种冲突的感受，即既爱又恨，如果出现了一种敌视和攻击逝者的情绪，而这种情绪又不被允许宣泄，就会产生抑郁。也就是说当逝者离去的时候，我们不仅会有哀伤情绪，还会有一种敌视和攻击逝者的情绪，毕竟我们确确实实是被逝者抛弃了。但这种情绪是不合理、不符合社会规范的，所以就会转化为抑郁。

哀伤与愤怒的关系

哀伤会有很多变体，愤怒就是其中的一种。当哀伤情绪转变成攻击性时，如果这种攻击性指向内部，就可能会导致一个人抑郁；如果指向外部，这个人就可能会变得愤怒。因为他一方面会因逝者的离去而感到被抛弃，而且不得不忍受和接受丧失的事实，另一方面又不得不重新适应一种没有逝者的新的生活。

哀伤的四项主要任务

第一项任务是接受丧失的事实。这一点其实对很多人来说并不容易，在大多数突发性死亡事件发生之后，人们都会经历一个否认期。这种否认实际上是他们因不愿接受亲密关系的丧失而启动的心理防御机制。

我曾经有一个来访者，是一位 60 多岁的老太太，她的女儿在车祸中骨折了。在静养过程中，有江湖郎中说有秘方可以加速康复，就是重新"接骨"。然而，在她女儿接受"神医"接骨的过程中，骨折的一端刺破了骨髓、骨膜和血管，导致骨髓进入血管，引起了血管栓塞，然后她的女儿就不幸去世了。

之前在女儿静养的过程中，这位老太太每天都要做好饭菜送到女儿床头，但是当女儿已经去世，事实已经很清楚的时候，即使她的家人也明确告诉她女儿去世了，她也好像完全没有听见，每天还是会往女儿床前送饭菜。

　　这样的状况持续了一个多星期，所有人都告诉她她女儿已经去世了，但老太太就是表现得好像什么事都没有发生一般，于是家里人把她送进了医院。又过了大约一个星期，有一天我正在查房，突然听到她放声痛哭，我想就是从那时起，她才开始面对、开始经历悲伤和痛苦，开始接受丧失的事实。这就是一种典型的否认，而且是一种精神病性的否认。

　　第二项任务是，在否认之后，我们需要经历悲伤的痛苦。如果这个世界上最爱我们的人不在了，确实会非常痛苦，所以大多数人都会想要否认，或者说希望这件事情是假的，是一个玩笑。为此，我们可能会出现一些回避和逃避的行为。

　　我曾经有一个来访者，她的丈夫突然被诊断出了恶性肿瘤，并很快去世了。她当时对此事的反应是，她在非常短的时间内就办完了丧事，并且卖掉了老家所有的房产，一个人带着儿子来到北京谋生。她们家里没有她丈夫的任何遗物，甚至连遗像都没有。她来见我的时候，她丈夫已经去世了七年，但她仍然无法面对这一事实，仍然是一种回避的状态。

　　当我们面对了这种痛苦之后，第三项任务就是重新适应这种逝者已逝的环境。而适应的一个重要方式就是第四项任务，即把自己的情绪、关注点投入其他亲密关系之中，继续有效地生活。

整个哀伤过程也可以分为三个阶段。

- 第一个阶段，回避阶段。这个人会表现得很麻木，不相信坏事件真的发生了。他会处在一种"休克"的状态中，这种情况可能会持续几分钟到几天。
- 第二个阶段，面对阶段。这个人开始出现高强度的痛苦，并且情绪激动。
- 第三个阶段，适应阶段。这个人会逐渐与逝者分离，并且恢复正常的生活。

我想强调的是，在第一个阶段，当事人的回避和否认是为了防御强烈的痛苦，所以我觉得从咨询师的角度来说，不要轻易打破这种防御。

2015 年天津爆炸案发生的时候，我曾经去天津的医院探望过消防战士。其中有一位消防战士在爆炸现场被震到了那个著名的大坑里面，他勉强从大坑中爬出来得救了。我是在大约三四天后见到他的，我没有主动去询问他的情况，而他主动告诉我说他的战友都活着，在别的医院接受治疗，他说他最大的心愿就是赶紧治好伤，这样就可以去看望自己的战友。我注意到他病床的正前方就有一台电视机，而且在一直开着。我想他早已看过当时对这个事件的报道，也早已知道第一批进去的消防员绝大多数都牺牲了。但他还是告诉我他坚信他的战友都还活着。那一刻，我想我不应该轻易打破他的这种防御。

哀伤咨询

如何进行哀伤咨询

首先，我们要排除、预防哀伤可能带来的身体上的变化和疾病。

哀伤会损害我们的免疫力和内分泌系统，会对身体产生负面影响。我们需要对哀伤者进行心理健康教育，要合理化、正常化他们经历哀伤事件后的反应；我们需要帮助激活他们外在和内在的资源，帮助他们应对和处理眼下的压力。比如在经历亲人突然离世的时候，一个人可能需要得到亲朋好友的帮助来应对眼下的困难。

我曾经有一个来访者，他的妻子突然离去，留下了两个非常年幼的孩子。他不仅要处理自己的哀伤，还要照顾两个失去母亲的孩子。所以，我做的一项很重要的工作就是去跟他讨论怎样照顾好两个孩子，需要些什么样的资源，亲戚中有没有可以过渡性地替代母亲角色的女性家庭成员，等等。

其次，我们要帮助来访者处理因回忆与逝者在一起的美好时光而引发的情绪，这种情绪可能表现得不那么明显，可能是一种麻木的状态，所以我们要鼓励并允许他充分表达自己的情绪。此外，我们还需要去发现并消除这些情绪的扳机点。

2004 年，有一对老夫妇，他们唯一的女儿去泰国旅行，不幸遇到海啸罹难了。当我到这对老夫妇家中时，我给他们提了一个建议，我建议他们暂时不要住在自己家里，因为他们的女儿还没有结婚，还跟他们生活在一起。整个家里到处都是扳机点，到处都是女儿的照片，她的闺床、化妆台都还跟以前一模一样。两位老人一看到这些就会陷入哀伤情绪，所以我们要去处理这些扳机点。扳机点还包括特定的时间，比如周年等。

最后，我们要帮助来访者对逝者做最好的、最后的道别。我们人类一直都很看重各种仪式。即使是在远古时期，也有巫师、祭司之类的人来主持各种仪式，满足人们的心理需求。仪式是个体或群体通过象征性的方式来表达情感的一种特殊的行为方式，本身是具有治疗作用的。就哀伤而言，在我国文化中就有很多仪式性的行为，比如我们会举行追悼会，会守灵，还会"过七"，有头七、二七，直到七七。

所有这些仪式都旨在帮助我们以恰当的方式去充分宣泄和表达自己的情绪。除了这些传统和民俗的方式以外，我们还可以通过其他方式来处理自己的情绪，比如在笔记本上写下自己的记忆或抒发自己的情感，或者默哀。我还记得在汶川地震一周以后，也就是2008年5月19日，我国举行了一次全国性的哀悼仪式，全国人民为罹难者默哀，这也是给了所有人一个充分表达哀伤情绪的机会。此外，我们逢年过节的祭祀也与哀伤有关。

哀伤咨询的注意事项

在帮助遭受重大关系丧失的来访者时，我们要注意以下几点。

首先，我们要意识到哀伤是一种正常的情绪，是一个人经历过消极的非正常生活事件之后的强烈情绪。我们要给予来访者时间来发泄和调整情绪，尽量帮助他们维持正常的生活规律，保持正常的饮食和睡眠。

其次，我们要引导来访者不要因丧失而将自己隔离起来，我们要鼓励和激发来访者的社会支持系统，鼓励他多与亲朋好友、邻居、同事保持联系，以恰当的方式来表达哀伤，而不是通过不恰当的方式，如酗酒、过量抽烟、对亲密他人发脾气、自虐或虐待他人。把心中的忧郁、愤怒、紧张情绪逐一排解出来是非常重要的，因为这样的负面情绪会对我们造成极大的伤害。

这其中非常关键的一步就是要帮助来访者接受亲人过世的事实，由于来访者内心是不愿意接受的，所以接受这个事实其实是整个哀伤过程的开始。我们需要帮助来访者从怀念逝者开始，化悲痛为力量，去完成逝者未竟的心愿，重新回归正常的生活。

我曾经有一位 50 多岁的中年女性来访者。她告诉我她正在上大学的女儿意外去世了。她的女儿非常优秀，已经准备去国外继续深造，但是由于心脏病突发去世了。这样一个残酷的事实对来访者和她丈夫而言都非常残忍，给他们造成了很大的情绪困扰，他们一度想跟着孩子离开人世。

我给他们提了这样一个建议，就是他们可以去看看，除了葬礼，他们还可以为女儿再做些什么事情，也许对于他们的女儿来说，生命的最后一刻都会为自己没能圆留学梦而感到遗憾。所以他们也许可以帮助女儿去完成她未了的心愿，可以替她去那所学校，替她到她本来可能会去的课堂里坐一坐，完成她的心愿。

最后，我们还要帮助来访者意识到，逝者已经离开我们，而在世的人还要继续人生的旅程，我们需要寻找另外的人、事、物去替代他们，尽管他们无法完全被替代。

我们可以对哀伤进行一个比较积极的解读。在进行创伤治疗培训的时候，我们经常会提到一位德国老师的解释。这个解释我很喜欢，在临床中也很有帮助，那就是当我们想起我们所爱的人，想起他的音容笑貌，想起和他在一起的时光时，不管他是我们早期的抚养者，还是其他至亲，即使他已经不在了，我们也还是会不由自主地产生强烈的哀伤，甚至会痛哭流涕，这是人很正常的反应。但是，我们这么强烈的情绪反应，恰恰说明这个逝者还在，还一直活在我们心中；所以只要我们在，他就在。我们可以以此赋予哀伤一个更加积极的意义。

我们刚刚谈到的是通常情况下的哀伤过程，但是对于复杂性哀伤而言，哀伤过程还会呈现出另外一些特点。复杂性哀伤主要是指死亡本来是可以避免的，但是它发生了。

从精神动力的角度来说，复杂性哀伤有两个基本特点。其一，我们不希望失去我们所爱的人，我们会回避和逝者说再见。其二，我们往往会有否认和退行的行为表现，我们在前面提到的丧女的老太太就表现出了一种典型的精神病性的否认；而退行指的是来访者会变得像个孩子一样，生活不能自理。我们可以通过以下一些迹象去识别复杂性哀伤，识别这个哀伤者是否需要接受治疗。

第一，当哀伤者谈到逝者的时候，即使逝者已逝去多年，哀伤者也还是会无法抑制地产生强烈的哀痛，就好像丧失刚刚发生一样。这就说明哀伤一直没有得到有效的处理。

第二，一些很小的事情、扳机点都会引发哀伤者产生强烈的哀伤情绪，而且这种情绪超出了正常范围。

第三，哀伤者可能会出现回避症状，避免谈及逝者。在前文谈到的一个案例中，那位女性来访者在丈夫去世七年后都无法面对这一事实，她从不提起逝者，家里也不存放逝者的照片。即使我们频繁地谈及丧失话题，但谈到逝者的时候，她也还是表现得好像他还在一样。

第四，有时，复杂性哀伤还会表现为不愿移动逝者的遗物，完整地保留逝者的房间，就好像他某天还会突然回来一样。一部很经典的德国电影《英俊少年》中就有这种情节。少年海因切的母亲突然离世，他的外公就把他母亲的房间封存了起来，而且每隔一段时间就会到女儿的房间里去。虽然人已经不在了，但似乎气息还在，所以他不允许任何人去动她的遗物和房间里的摆设。

第五，有时，由于过度想念，哀伤者会出现与逝者生前类似的症状，比如头痛、恶心、胸闷等。

第六，在亲人离世之后，哀伤者的生活、性格出现了重大的改变，这也是明显的迹象。如果哀伤无法淡化，一直非常鲜活，哀伤者就可能会出现长期的沮丧、内疚或者自我否定，甚至会有自残、自杀的倾向，人际关系也会不断出现问题。

第七，在一些情况下，哀伤者会在固定的时间出现哀伤状态。例如，2002 年 8 月，北京大学登山队有五名队员在冲顶希夏邦马峰西峰的过程中，遭遇雪崩，全部遇难。其实当时登山队有两个小队，另一个小队在营地扎营，因此幸免于难。大概五年之后，幸存的那个小队的队长在报纸上发表了一篇文章，描述了他的感受："已经五年了，每年到了八月份，我就会不由自主地全身难受，他们就像没有离去那样，一个个出现在我的梦里。"这就是时间的扳机点。

第八，有时，哀伤者还会出现对疾病或者死亡的恐惧等，这些都是复杂性哀伤的具体表现。

以上就是一些我们需要注意识别的复杂性哀伤的迹象。除此之外，我们还需要了解复杂性哀伤的表现形式。

复杂性哀伤的表现形式

哀伤的缺席或者否认哀伤

之所以会出现这种情况，是因为哀伤者不承认已经发生的丧失事件，而是通过解离、否认来应对。这种哀伤可能出现在死亡没有被确认或者说哀伤者没有机会接触到遗体的情况下。比如 2014 年的马航 MH370 事件，对于乘客家属来说，承认、接受丧失，开始哀伤并不容易。俗话说"活要见人，死要见尸"，没有看到遗体总是不甘心，总是不愿意接受坏事已然发生。

对于这种情况，我们可以跟来访者解释，他之所以会有这样的反应，是为了防御、隔绝内心的痛苦。我们要去了解是什么负性认知、信念甚至未解决的创伤在阻碍他们表达自己的哀伤。我们要帮助来访者开始哀伤，帮助他们放松下来，允许自己开始哀伤。

在这一过程中，我们可以结合使用眼动脱敏与再加工疗法（EMDR）。我们也可以帮助来访者去看一些过去的视频录像和照片，也就是以前的一些遗物、有象征意义的东西；我们还可以帮助来访者给逝者写信，把自己一直想对逝者说但没有说的话写下来。当来访者把这些未了的情绪和感受，通过书信充分表达出来时，哀伤也就开始了。

延迟哀伤

延迟哀伤是指哀伤者有意无意地推迟结束哀伤。哀伤者觉得自己还没有度过哀悼期，没有办法回归正常生活，不希望痛苦结束。因为似乎一旦结束痛苦就意味着他不得不接受亲人的离去，不得不重新面对生活。

在应对延迟哀伤时，我们要识别为什么来访者会出现延迟哀伤，以及他自己打算什么时候结束哀伤。有时，来访者之所以不愿意结束哀伤，是因为在情感层面，他很难接受自己在结束哀伤之后再出现强烈的情绪反应，觉得自己一旦结束哀伤就不应该再有强烈的情绪反应，这可能也是哀伤无法结束的一个原因，因为它们没有被充分地表达。

强烈的情绪反应会让来访者感到失控，那怎样才能让来访者获得控制感呢？其中一个方法就是发展正性资源来替代他的负性认知。来访者可能会觉得，我再也不会快乐了，甚至可能会发疯，因为我失去了生命中最重要的人。这样的反应实际上是很正常的，我们需要帮助他对这些事情形成合理的信念，重新建立起控制感。

歪曲的哀伤

在重大灾难性事件发生后，人们往往会出现两种情绪反应：一种是愤怒，一种是内疚。愤怒是指将攻击性指向外界和他人，而内疚则是将攻击性指向自己，这两种情绪反应背后都存在内心冲突和未完成事件。为了帮助来访者应对这两种情绪，我们要帮助他们举行一个原谅和释放愤怒的仪式。

我们要明白，不管是内疚还是愤怒，都是哀伤情绪。我们与其去判断这种情绪及其背后的信念的合理性，还不如提供机会让来访者充分表达自己的哀伤。就像世界各地都有葬礼一样，这就是人类处理哀伤的一个有效方式。

我觉得内疚和羞耻之间是有区别的：内疚是将糟糕的结果归因于自己的所作所为，认为是自己做得不够好，所以才导致了坏事的发生；而羞耻会导致一个人直接自我否定，认为因为自己是个糟糕的人，所以才会经历这些糟糕的事情。

那么，什么是理性的内疚和非理性的内疚呢？理性的内疚是指，我们确实在现实层面上做错了事情，导致了不好的结果；我们去为所做的事情承担必要的责任，承认和接纳内疚感，并对受害者或其家属做出相应的补偿，来获得谅解。而非理性的、病理性的内疚的特点是，当事人不想记住这种内疚感，因为这会让他感觉和逝者还有联系。所以我们需要帮助有这种内疚的人去与逝者进行一场内在的对话，将没有说完的话说完。我们无论是帮助来访者去完成那个未完成的事件，还是帮助他表达自己的情绪，都是帮助他结束哀伤的有效方式。

躯体化的哀伤

还有一类哀伤表现叫作躯体化的哀伤。由于一些文化观念认为我们要"节哀顺变"，在面对严重创伤性事件时要坚强、要挺住，等等，所以这些情绪和感受就会被我们压抑到无意识中，没有得到很好的处理，进而表现为躯体上的种种不适。比起由于情绪问题去看心理咨询师，我们的文化更容易接受我们由于身体不适去看医生。

我们要对这种躯体化的哀伤进行"翻译"，要把来访者诉说的情绪压抑、情绪表达不足翻译成哀伤，通过这种方式来减轻他们的心身症状。

你可以这样问你的来访者："如果你的痛苦会说话，那它会说什么？你的痛苦是什么样子的？你可以给我描述一下它像什么东西吗？它是不是像一块黑色的大石头，重重地压在你的心头？如果你

的痛苦想要教你什么的话，你觉得它会教给你什么？"我们可以帮
助来访者具体描述他的痛苦，同时给他做身体扫描，就是当他描述
痛苦情绪的时候，观察他身体上有什么反应，然后帮助他和他的痛
苦对话。

创伤性的哀伤

最后一种哀伤形式是所谓创伤性的哀伤。哀伤者沉浸在过去的
创伤当中，创伤比哀伤表现得更为明显。此时，我们的重点不完全
在于处理丧失和哀伤本身，而是要先解决心理创伤的问题，通过解
决创伤来处理哀伤。

第 10 章

创伤的代际传承

源自成长环境的创伤性经历

本章我们讨论一个临床上很常见且非常沉重的话题，就是创伤的代际传承。其中我们会谈到集体创伤和历史创伤。

我们一直在说，创伤指向的都是过去的经历，这种过去的创伤经历来源于我们成长的环境。在我们的成长环境中，对我们影响最大的毫无疑问是我们的养育者，一般来说是我们的父母。我们经常会发现，如果一个孩子有心理问题，那他父母的问题通常会更严重。如果你是做青少年工作或者大学生工作的，那你可能会有更清晰和更强烈的体验。比如，我在学校里给学生做危机干预，在危机事件发生之后，我通常会见到学生的父母。可以这么说，在 10 个有严重心理问题的学生中，至少有 9 人的父母自身也有明显的心理问题。如果我们去探索一下这些父母的成长经历和成长环境的话，那么我们大概会发现，这些父母本身也经历了有严重问题的家庭环境，他们也有创伤。也就是说，问题可以进一步追溯到他们的原生家庭，也就是学生的爷爷奶奶这一辈；如果再进一步去追溯的话，也许能发现更多。

对于一些创伤性的经历，我们只有将其放到一个时代的背景下才能理解得更全面和透彻，因为这些经历是具有时代特征的。比如对于中国人来说，从鸦片战争到现在这 180 多年的历史中，我们经历了各种战乱，有外敌入侵也有内战，这些事件影响着每一个中国人。

在这里，我想引用 2015 年诺贝尔文学奖得主斯韦特兰娜·亚历山德罗夫娜·阿列克谢耶维奇的一句话——"没有记忆的人只能产生恶"——作为今天讨论的开场。

小到家庭，大到国家，都会受到各种创伤事件的影响。这些影响之间彼此相互作用，再对生活在其中的每一个人产生影响。比如前些年震惊全国的白银市连环杀人案，第一个受害者"小白鞋"的父母在女儿遇害后离婚了，而她的弟弟自杀了，她的母亲和她的嫂子至死都不说一句话：创伤影响了一个家庭的所有人。

同样，一个城市在遭受创伤后也会留下痕迹，比如汶川、唐山还有克拉玛依（1994 年，克拉玛依发生了重大火灾）。如果从创伤的角度去理解，你可以把一个国家看作一个人，因为国家就是由很多人组成的，所以国家和民族本身都有其自身显著的性格特点。比如我们会说英国人很绅士，德国人认真、严谨、追求完美，美国人乐观、富有创造力，中国人内敛、谦虚、勤奋。

每个国家都有其自身的性格特点，而一些重大的影响人类历史的事件，往往也深深地带有这个国家的印记，尤其是这个国家当时领导者的印记。比如，第二次世界大战对整个世界造成了巨大的影响，始作俑者主要是纳粹德国。那为什么像德国这样一个伟大的盛产科学家和哲学家的国家，这么一个有智慧的民族会选择希特勒这样一个战争狂魔、一个最后把整个德国和欧洲都带进黑暗和灾难的人来做领导者呢？

其中也许有一个原因就是德国经历了第一次世界大战的失败。战争结束后，这样一个伟大而骄傲的民族被肢解、被羞辱、被惩罚，经历了各种经济和战争的创伤。如果你去读整个第二次世界大战的历史，你会看到德国是如何想要从这种羞辱和战争创伤中走出来，而希特勒是如何给予了德国人民希望，使他们相信德国能重新赢得荣誉和尊严，从而获得民众支持的。

希特勒之所以会成为一个恶魔，跟他早期的经历不无关系。作为一个奥地利人，希特勒曾为了躲避征兵逃亡维也纳，成了一个街头流浪汉，后来在第一次世界大战时加入了德国军队，还因作战勇敢被晋升为一等兵。我觉得这些因素都在影响整个人类的历史，类似的还有我国历史上的成吉思汗，也许他的影响还要更大一些。

成吉思汗建立了一个横跨欧亚大陆的庞大无比、人类历史上最大的帝国。他率领军队攻城略地，有时甚至会做出屠城这样非常暴戾的行为。如果我们了解成吉思汗的个人经历，就不难理解他的这些战争行为了。在成吉思汗九岁的时候，他的父亲被其他部落的人毒死，此后他跟母亲开始颠沛流离。后来，他的妻子在战争后也被敌人掳走，甚至还被怀疑怀上了敌人的孩子。这段历史是成吉思汗终身的耻辱，这些事件和他此后种种暴虐的战争行为有着明显的关系。

所以，我要说的是，国家和民族是由人构成的，而人又会承载和传递这些经历及其影响。例如，在一个家族中，如果爷爷是一场大屠杀或者战争的幸存者，那么战争对他造成的创伤和影响势必会影响他的儿子，甚至孙辈、曾孙辈。

我们之前提到过，战争可能会使人患上严重的创伤后应激障碍，或导致其人格发生改变。比如这个人可能会染上酗酒的恶习，或者形成某种特定的人格特征，如追求完美，或者有共情障碍。而这些显然会影响到他对子女的养育。

意识到这一点对我们的临床工作会有很大的帮助，因为有时我们会不明白为什么来访者身上会有这样的症状和问题，但是如果我们有机会去了解他整个家族的经历的话，可能会得出更清晰的答案。毫无疑问，文化对我们来说也是一种环境，这是什么意思呢？我一直比较重视所谓的代际传承的创伤或者历史文化因素对人的影响，尽管没有直接的数据支持，但我有一个基本的经验就是，我注意到我们"70后"这代人基本上都遭受过父母严苛的批评，用创伤的词汇来讲就是情感虐待，所以才会有现在所谓的"父母皆祸害"之类的讨论组，网络上才会出现各种讨伐原生家庭的群体。我们这一代人的父母基本上都出生在20世纪四五十年代，似乎整个这一代人的思维模式都带有这种批评性，而他们中的大部分人实际上是没有亲历大的战争的，那20世纪上半叶的战争对我们父母这一代人的性格特征有没有影响？我觉得是有的。

由于特定的时代背景，每一代人都会有一些共同的人格特点，这些人格特点会影响他们对下一代的养育，以及与下一代之间的依恋关系。比如，对于我们"70 后"这代人而言，20 世纪 80 年代初是我们成长的关键时期。所以 2016 年，当中国女排重夺冠军，而且是以这样一种完成不可能任务的方式重夺奥运会冠军的时候，我觉得我们有一种共同的心声，即感觉重新回到了 80 年代那样一个理想主义的、激情四射的年代。

尽管我没有做过专门的调查研究，但我觉得我们"70 后"这代人是比较理想主义的，喜欢讲"情怀"，这从一些音乐、文学作品中可见一斑。这跟我们的经历还有当时的环境都有关系。我们这代人经历过改革开放，经历过改革开放后经济的快速发展。

关于历史创伤，我还想谈谈德国是如何医治历史创伤的。同为第二次世界大战的始作俑者，为何德国能够从战争创伤中走出，而日本却不能？

1970 年 12 月 7 日，当时的西德与波兰签订了华沙条约。西德总理维利·勃兰特在华沙犹太隔离区起义纪念碑前敬献花圈后，突然下跪并为在纳粹德国侵略期间被杀害的死难者默哀。维利·勃兰特本人就是一位反法西斯斗士，当年在希特勒上台后，他曾远走挪威 20 多年。他虽没能在战场上与纳粹战斗，但却在同纳粹遗留下来的仇恨抗争。

尽管他并没有参与德国当年的战争暴行，但在接受采访时，他说道，那一刻，他觉得自己需要代表整个德国、整个民族下跪，来反省这样一段历史。值得一提的是，德国并不是在战后立刻就做出如此深刻的反思的，战后的德国政府中还残存很多原来纳粹政府的成员，所以才有了 1968 年的五月风暴。在五月风暴中，当时德国战后的一代人反对他们父辈的一个重要原因就是说他们都是"刽子手"，作为纳粹政府的成员，他们居然还在管理国家。

勃兰特的一跪震惊了全世界。尽管也引起了一些争议，他在政治上也承受了很大的压力，但他的行为赢得了全世界的尊重。当时的德国总统也发布了类似的公告，代表整个国家向欧洲道歉，向死难者和受到伤害的国家道歉。这对于德国来说是一个巨大的转折点，后来勃兰特还获得了诺贝尔和平奖。当一个民族有力量、有勇气去回顾和忏悔自己所犯下的罪行时，它离走出创伤也就不远了。众所周知，如今在德国，行纳粹军礼或者宣扬纳粹思想是要进监狱的。

从第二次世界大战结束到现在，德国人针对战争和战争创伤进行了很多反思，相关的文学作品有很多。比如，从《我的母亲是纳粹》和《铁皮鼓》中，我们就可以看到这种代际传承的创伤的影响。当一个民族有勇气去面对自己曾经犯下的罪行，去不断地追思和理解受害者所经历的痛苦时，我们可以说，它大概率不会再重蹈战争的覆辙。

也正因有这样的态度，德国重新赢得了整个欧洲乃至全世界的尊重，才真正从创伤中走出来。我觉得这段历史值得所有国家和所有人学习和反思。特别是日本，如果不能够面对和承认自己曾经对其他国家造成的如此大的创伤，那它自己也大概永远都无法从创伤中走出，而且很有可能再次成为施害者。

代际创伤的含义与表现

接下来，我们回到具体的个案当中，重点谈谈所谓的代际创伤。

创伤的代际传承是指创伤事件的影响在家庭内部不同世代当中的传承，这种传承主要是自上而下的，就是从第一代传向第二代、第二代传向第三代，包括亲子之间的直接传承和多代人之间的隔代传承。

广义的创伤不具有特定的时代背景，暴力攻击行为、虐待、犯罪、吸毒等都可算作广义的创伤事件。但是如果我们把创伤限定在一个特定的创伤事件当中，特别是集体性的创伤事件，比如说大屠杀、战争、恐怖事件，那这样的创伤一代一代地传承下去，就成了代际创伤。

创伤传承的内容涉及多个方面，其中一个是症状的传承，涉及认知、情感和人际功能。认知层面主要是对灾难的预期、对灾难重演的恐惧、对死亡的清晰感和对灾难经验的替代性分享；在认知功能上，这可能表现为记忆受损、认知偏差，甚至会出现一些防御性行为。在情感层面上，一个人可能会存在关于生存和毁灭的焦虑，会出现被迫害、被伤害的梦魇，以及与丧失、哀伤有关的心境。

对于很多战争或创伤事件的幸存者来说，他们会有一种未解决的、冲突的愧疚和愤怒。所以在人际关系层面，这可能会表现为过度重视家庭中的依恋关系，或者夸大亲密关系和人际冲突的困难。

这些影响有时也会朝相反的方向发展。当事人会有一种类似于反向形成的表现：他不是过度重视跟家庭成员的关系，相反却表现得跟家庭很疏离，但在替代补偿的作用下，他的下一代又表现得很重视家庭关系。所以这种传承形式可能是多样化的，从家庭层面上来讲，创伤幸存者的后代所接受的家庭任务是不同的，他们应对创伤的方式也可能不同。比如，有时家庭成员会承担一些所谓的家族任务，去修复父母所经历的创伤，或者去报仇雪恨或充当逝者的替身，等等。我们历史上有很多这样的故事，比如赵氏孤儿的故事。从个体层面上来讲，创伤的传承是这种家庭身份的传承，在我国文化中可能会表现为自我界限的缺失、自我的模糊，个体缺乏独立的身份认同或者说身份是分裂的。

我曾经有一个来访者，是一个小姑娘，她给我留下了非常深刻的印象。她看上去是那样的阳光、开朗、活泼，而且能歌善舞，但是在这背后，我清晰地看到她内心被压抑和隔离的创伤体验。所以当我告诉她，我看到她的阳光之下其实有阴影的时候，这个孩子一下子就哭了出来，然后告诉我她的父母是如何虐待和伤害她的。后来我在跟她父亲的沟通中提到了这件事，她父亲也承认了，并且告诉我，其实他也不想这样做，他也对自己伤害女儿的行为感到很后悔，但他就是克制不住。

听到他的话，我当时的反应是："你可不可以谈谈你自己小时候的经历？"令我没想到的是，在我说完这句话后，这个快 50 岁的中年男人一下子哭了出来，然后告诉我，在他小的时候，他父母尤其是他父亲是如何殴打和虐待他的，说他们动起手来甚至还会使用木棍和铁锹等农具。可能对他来讲，他对女儿的伤害并没有使用这种可能致伤、致残的利器，所以算不上什么。当他意识到自己在让女儿重演自己的经历，意识到自己小时候有多恨自己的父母，现在女儿就有多恨自己的时候，他幡然醒悟，或者说他开始有了控制自己行为的动机。这就是一个好的开始。

但是也有一些时候，情况是完全相反的。我在第 7 章中讲过一个网络成瘾的来访者。作为一个高中生，他整天逃学去网吧彻夜不眠地打游戏。他这样做不是因为不爱学习，而是因为一回到家，他就会被母亲不断地唠叨，这让他很崩溃。他只有逃开那个家，逃开母亲的控制才能稍微舒服一些。与此同时，她母亲在少年时期也曾有过类似的经历——由于他的外婆当年对他母亲也是特别地严厉，她母亲也曾离家出走过。

当我跟他母亲谈到这一点时，她并没有否认，但是也没有出现我所期待的理想状况，她当时的反应是："是呀，我母亲当时就是什么事都要管我，我实在受不了了就离家出走，但是我现在回想起来觉得我母亲做的是对的，要不是她把我逼得离家出走，我就不会有现在的成就。"我们能看出这其中存在着所谓的对攻击者的认同，对攻击行为的认同，这就把问题模式不断地传承了下去。

　　说到这里，我们可能会有疑问：为什么我们会重复父母过去对待我们的糟糕的方式？这是因为我们只从他们那里学到了这样的方式，我们没有学到更好的处理亲密关系或者说亲子关系的方式，所以问题就会在家庭代际中不断重演。

　　我有一个来访者，她患有非常严重的抑郁症，而且药物治疗也没有什么成效。她有一些非常典型的人格特点，比如做事非常认真，非常追求完美，对自己要求很高，也因此经常对自己感到很失望，觉得自己做得还不够好，达不到自己或父母的期待。她的抑郁一度严重到她想要自杀。

　　为了帮助她解决问题，我把她的父母也请到了咨询室，以便更全面、更深刻地了解问题所在。这个来访者很信任我，告诉了我很多她的过往经历，还有她的家庭情况。从中我发现，来访者和她父母尤其是她母亲非常相似，不管是性格特点还是行为模式都如出一辙。她母亲在现实生活中非常优秀，事业非常成功，当然也很爱孩子。

　　但同时，她对自己的孩子却有一种过度控制、否定、贬低的倾向。让我印象特别深刻的一点是，当我问她怎么看待自己的孩子时，她告诉我："我知道我的女儿什么都不行，什么事情都做不好，她没有什么优点；而我是一个非常优秀的人，我什么事情都能够做得很好，但我女儿是真的不行。"

　　听到这些话，我感到非常惊讶，因为客观上我的来访者真的非常优秀，她是以全省前几名的成绩考进大学的，在学校里也表现得非常出色，但是她母亲对她则是完全的否定。这种否定还不是那种我讨厌她、不喜欢她，而是我非常爱她，我觉得她是这个世界上对我最重要的人，但是她就是不行，她就是什么事情都做不好。她对自己孩子的否定和贬低已经到了一种脱离现实的程度。但另一方面，我注意到她对自己却表现出了非常强烈的自我肯定和自恋，甚至到了一定的病理程度。

说到这里，我们不难理解，这个来访者之所以出现如此严重的抑郁倾向，实际上跟她不断遭到母亲的否定和贬低是有关系的。也就是说，这个世界上最应该肯定你、欣赏你、爱你的人却对你整个人持有一种完全否定的态度，这对谁来说都无疑是一种严重的伤害。

不可否认的是，这位母亲确实非常爱自己的孩子，所以我进一步跟她讨论，如何才能最高程度地帮到自己的孩子，因为她是整个危机事件中最大的资源。而这位母亲也表示愿意配合。在进一步的沟通中，我了解到，实际上来访者的母亲自己也经历过非常严重的童年期创伤——来自父亲的忽视和同伴的霸凌。

我们可能会觉得，父母对自己的否认和贬低已经是很严重的创伤了，但我要说的是，这还不是最严重的创伤。最严重的创伤是他们根本就不在意我们，在他们的眼里、生活中根本就没有我们。如果我们的至亲、我们的父母这么对待我们，那我们是很难承受的。我的来访者的母亲在童年期曾经历过一些关乎生死的危机事件，但在这个过程中，她并没有得到父母亲基本的关注和帮助，所以她既有依恋问题又有创伤问题。这是铸成她此后强烈的自恋人格的基础，而她的自恋人格又是她女儿抑郁人格形成的基础，所以我们可以看到这种早期创伤的影响有多么强烈。

而这位母亲的父母，也就是我来访者的外公外婆又是什么状况呢？他们在"文革"中遭受过迫害和打击，所以对孩子在情感上是隔离、疏离的。如果围绕这一家人去写一个家庭心理传记，从简单的家谱图到复杂的心理传记的话，那么我们可以看到上一代人对下一代人的影响，最后在我的来访者身上集中地爆发了出来。如果我们能追溯回去，去解决她父母这一代、甚至外公外婆这一代带来的负面影响，就有可能彻底治愈她。

我们再来讨论一些国外的研究。有一位德国研究者针对大屠杀对三代人的影响进行了纵向研究。他指出每一代人都有其特点，比如说第一代，也就是创伤事件的亲身经历者的主要特点是出现创伤后应激症状，出现睡眠障碍和解离症状。他们可能会以失语或者遗忘的方式来防御这种创伤。对他们来说，创伤会造成长期的情感、生理和社交方面的损害。

对第二代人，也就是创伤的继承者来讲，他们对创伤后应激障碍（PTSD）的易感性会更高，特别是当父母患有 PTSD 时；他们应对创伤影响的方式可能会更加复杂。比如说，为了保护父母不再受到更多的伤害，他们要学会压抑自己的愤怒，他们要去忍受来自父母的幸存者内疚，甚至要去照顾和补偿自己的父母；或者，由于他们的父母经历过生死，因此可能会对他们过度保护，从而使他们无法真正地独立。

　　除此之外，第二代创伤受害者可能还要应对移民带来的压力，需要适应新的环境，甚至还要帮助父母适应新的环境，要成为父母的父母、父母的照料者，所以创伤对他们来说可能不仅是 PTSD，而且是沉重的压力。

　　创伤对第三代人的意义更为重要。第三代人一般跟创伤的亲历者也就是第一代人还是有现实接触的，他们会直接受到祖辈影响。但创伤在他们身上的表现形式又大不相同——他们会把祖辈的创伤经历视为宝贵的遗产和力量的源泉；他们会把自己的祖辈视为英雄，而非仅仅是创伤受害者；他们会对祖辈在磨难中幸存下来的能力感到敬畏。

　　他们显著的特征是对灾难的制造者及其否认灾难的发生表现出极大的愤怒；他们也会为无法在祖辈的有生之年去充分了解他们的创伤而感到悔恨；他们会有一种使命感，觉得自己有责任避免类似创伤事件的重演，他们会主动承担起这种历史责任。

　　我们这代基本上都是第三代人。前些年崔永元制作了一档纪录片叫作《我的抗战》，采用的是一种口述历史的方式，他为什么要做这些事情？为什么我们想要去回顾这段历史和经验？实际上这也体现了第三代人的典型心理特征。

　　从中我们可以看出，所谓的幸存者情结是如何在代际中传承的。它不仅涉及认同父母，而且还包括去经历、理解和认同父母经历过的那段历史。有时由于家庭成员的亡故，这个孩子还可能成为逝者的替身。

　　德国心理学家、心理咨询师海灵格博士曾经来过中国，我参加了他的家庭系统排列的讲座。海灵格博士谈到，即使家庭中某些重要的成员已经不在了，他们对这个家庭也还会产生影响。我觉得从某种意义上来说，这种影响就是通过创伤的代际传承来进行的。我们之前提到过，汶川地震中的失独家庭重新生育的孩子身上就不可避免地带有此前罹难孩子，也就是自己哥哥姐姐的一些痕迹和特点。他们的父母不仅会对他们过度保护，而且还把他们当作罹难孩子的替身。

　　对于某些大的历史创伤的受害者和幸存者来说，他们甚至还需要完成更特殊的使命、任务，比如说重建家庭荣耀或者为家庭复仇，这些都是早期创伤的影响。

　　关于这些所谓的使命和任务，有研究者提出了以下几点。

　　第一，孩子要去修复父母的创伤，要成为父母情绪情感的存储器，要去处理父母没有办法消化的羞耻感、愤怒、无助和内疚等情绪。也就是说，孩子反过来成了父母的照料者，需要帮助父母去完成未完成的情结。

　　第二，需要"报仇雪恨"的创伤受害者免不了要承受深切的耻辱和愤怒，由于各种原因，他们往往会对创伤表现出各种"忍辱负重"，甚至"苟且偷生"，所以他们的羞耻、怨恨、无助就会散发、传递到整个家庭中，形成一种环境，诱使后代代为表达或改变。

　　第三，有时，某些成员会成为逝者的替身，正如我刚刚提到的汶川地震失独家庭的例子。

第四，有时，幸存者会觉得是自己没有能够阻止或者造成了灾难的发生，从而产生幸存者内疚。我们能看到一些人因此表现出了过度补偿的行为，比如一些幸存者的后代更愿意从事社工、医生或教师等助人职业。

第五，对历史的继承和保存，比如做口述史、重建家庭记忆、重新收集创伤史料并将其出版等工作，实际上也是一种补偿，反映了创伤幸存者保存家庭和民族历史的使命感。

代际创伤的理论解释

最后，我们从精神动力和家庭、社会、生物因素等不同的角度对代际创伤进行一些理论上的总结和诠释。

精神动力模型认为，创伤通过人际互动传递了无意识中被置换了的情感，简单地讲，就是所谓的投射认同。精神分析强调创伤通过无意识的认同过程进行传递，是自体和客体分化失败的结果。也就是说，原初的创伤所产生的无法在意识层面上表达出来的情感，被传递到了后代身上，被其无意识地接收。这种"无意识"并没有那么神秘，我们不难想象，父母的沉默或者暴虐会制造出一种环境，而孩子在感受到这种环境后，就会表现出各种各样的症状，从而完成这个投射认同的过程。

从依恋理论的角度来说，安全型依恋的形成需要父母提供稳定和敏感的照顾，而受到严重创伤的父母无法提供稳定、持续、敏感的照顾，所以孩子就很难形成安全型依恋，从而产生依恋创伤。

　　从家庭的角度来说，创伤通过沟通在家庭成员之间交互传递。一般来说，创伤家庭的社会联系常常局限于他们自身或与他们有相似经历的人群。在一个封闭的小圈子里，父母和孩子经常替代性地认同：孩子体会到父母所经历的创伤，同时父母又对孩子过度控制；孩子对父母既愤怒又内疚，既照顾又反抗。他们之间的角色甚至达到一种互换的程度。我们刚刚提到有的孩子会去照顾父母，但还有一种情况恰恰相反：父母会过度公开与创伤相关的细节，过度夸大和暴露创伤经历。对于年幼的孩子来讲，由于无法消化大量的负面信息，因此会对这种创伤经历更加恐惧。

　　环境对人的塑造作用是不容忽视的，这种持续的家庭氛围会对人产生长期消极的影响，酗酒、吸毒、家庭暴力、家庭角色的缺失等都是消极家庭氛围的产物。父母因创伤事件而产生的回避行为、冷漠、易激惹和暴怒都会使孩子得不到应有的照顾，从而产生种种心理和行为问题。

　　从社会文化的角度来说，创伤通过社会化的过程传递养育模式和社会角色，文化方面体现在社会规范、信仰对代际传承的影响，比如社会倾向于将战争或者性侵带来的创伤视作被动受害或羞辱。我之前提到过，我们这一代人的父母之所以会有那么强的批评孩子、情感虐待孩子的倾向，跟他们所经历的时代是有关系的。

　　社会学习理论认为，孩子会通过观察和模仿父母来学习，通过父母的养育行为来形成自我概念。如果父母对待孩子的态度总是拒绝、过度保护、纵容或者严苛，就会对孩子产生巨大的负面影响。

最后，我还想从一些积极的视角来看待人们所经历的创伤，其中不得不提到的一个非常重要的理论就是意义理论。

心理学家维克多·弗兰克尔是纳粹集中营的幸存者，他的家人都惨死在纳粹的屠刀之下，他是唯一的幸存者。他提出的意义理论认为，人主要关心的并不是获得快乐或者避免痛苦（这显然是一个行为主义的观点），而是去了解生命的意义，明白为什么而活。我想他的这一观点跟他的经历不无关系，在亲身经历纳粹集中营的磨难以后，他认为生命的意义因人而异，因事而异。

个人无法寻求抽象的生命意义，每个人都有独特的使命要去实现，能够负责任是人类存在的最主要的本质。这种意义来自创造性的工作，通过某种经历和感受，或者与某人相遇、相爱，或者通过对不可避免的苦难的积极的、有勇气的态度来实现。

当一个人面临无法改变的厄运，难以实现创造性时，他就有了一个机会去实现最深入的意义感和价值感，所以，我们可以发现，伟大的作品往往都是由经历了严重创伤的人所写，无论是《战争与和平》，还是《约翰·克利斯朵夫》，抑或是《红楼梦》，真正传世的作品往往只有经历过创伤痛苦的人才能写得出来。

所以从某种意义上来说，当发现一种苦难的意义时，苦难就不再是苦难。我们可以更多地把关注点放在未来和对意义的追寻之上，看到创伤代际传承可能的积极作用。

人的一生难免会经历创伤。创伤会教给我们很多东西。它令我们成长、成熟，令我们进取、创造，令我们更加懂得生命的价值和意义。实际上，人类社会中很多伟大的思想、文化，都是在创伤的经历中孕育的。拿我们熟悉的文学和艺术领域来说，如果没有家族的衰败，曹雪芹很可能就只是一个富家公子，恐怕就写不出《红楼梦》；如果没有因罪下狱，司马迁大概不会写出《史记》；如果没有颠沛流离，凡·高或许不会成为天才画家；如果没有宦官刘瑾的迫害、追杀，恐怕也不会有王阳明被流放到贵州后的龙场悟道。

这些伟大的作品源自创伤，成了宝贵的财富。但是，你不要以为从创伤中成长离自己很远，普通人即使没有做出那么大的成绩，也有可能实现自我成长。因为只要一个人在经历创伤之后，对自己、他人、世界的看法和意义产生重大的变化，更加深刻地理解生命的价值和意义所在，甚至产生行为、生活方式的改变，以新的姿态投入生活当中，在我看来，就是成长。

汶川地震之后，我跟踪了10个失独家庭10年的时间，其中有一个失独家庭令我印象非常深刻。我们在前面的章节也不止一次提到过他们。在经济条件明显改善之后，妻子喜欢上了打麻将，也输了不少钱，但在我去访问这对夫妻的时候，这个非常老实、憨厚的四川男人对我说："我知道啊，但没关系，我老婆开心就好。钱可以再赚，只要人在，都没啥。如果钱赚不到了，那就过苦一点的日子。只要人在，一切都好。"

汶川地震后，整个四川都给我这样的印象。我还记得地震发生后不久，我们前往重灾区，在一个镇子上，房子塌了一大半，居民都住在帐篷里，有一个茶馆还勉强有一半的屋子可以用。镇上的居民们就到这个茶馆里喝茶，一块钱一杯的绿茶，一杯喝一天。这种安逸、平和、乐观的文化，大概也是四川人民战胜地震心理创伤的重要原因。

前面提到的这对夫妻，他们在遭受了自己最爱的孩子离世这样残酷的创伤之后，并没有沉浸在痛苦和抱怨当中，也没有觉得因为自己受到了创伤，所以应得到别人的怜悯和帮助；相反，他们积极地去开始一件从来没做过的事情：办养猪场。因为经验不足，他们失败了很多次，但他们不断地在挫折中积累经验，最后取得了成功。

这段经历很符合我们印象中"成长"的概念。但我想说，真正的成长不是只有这一个方向。这位妻子因为经历了创伤，更愿意照顾好自己，做一些喜欢做的事情。虽然浪费钱似乎不太好，但是开心就好。而她的丈夫呢，就像很多经历过地震的人一样，认为身边的人比金钱更为重要。所以他们的金钱观、价值观也发生了更加有力量的、积极且平和的改变。这些，都是创伤后的成长。

我们前面讲到，亲人离世是每个人都会经历的创伤。对于这种创伤，学会对生命进行反思和提问，是实现成长的一个有效途径。因为人一旦开始思考，就有可能改变。说到这里，我想分享一段自己在创伤后成长的经历。

2020 年，我的一位堂妹因为癌症去世了。在她去世前，我回家见了她最后一面。当时病房里有很多人，大部分是我们的长辈。我看到一屋子头发斑白的长辈心想：我们不管怎样都还有明天，而躺在病床上最年轻的堂妹，她如此渴望生命，却再也没有明天了。我从事心理学的研究和实践已经20多年了，但这么近地面对死亡，还是给我带来了很大的冲击和很多的思考。

我在2015年提出青少年中存在"空心病"的现象，是因为我经常被来求助的同学问道："人生的价值和意义是什么？人为什么要活着？"当我们面对死亡的时候，答案似乎变得更加清晰起来。人生最可贵的东西，是我们还拥有的生命和时间。也许你富甲天下，但如果在你的生命银行里，你的时间已经屈指可数，那你所拥有的一切，又有多少价值？我们拥有的生命和时间，让我们可以去感受这个世界，可以去自由地思考和创造，可以和自己爱的人在一起，爱他们也被爱。所以，当我们此时此刻，知道自己还拥有今天和明天的时候，这本身就是最可珍惜、最有意义和价值的。我想，汶川的那对失独夫妻，大概也是这样想的吧。

另一种出现频率很高的创伤，是来自原生家庭的创伤。我观察到，那些原生家庭不太幸福的人，在遇到问题的时候，很容易就把问题归结到原生家庭当中，极端的情况就变成了"父母皆祸害"。

对于这种创伤，我的第一个建议是不再把自己放到弱者、受害者的位置上。

很多有原生家庭创伤的人，会不自觉地把自己放到受害者的位置上。他们会觉得，因为父母从小不关心我、不爱我，所以我的性格不好、不会跟别人相处、生活不幸福，这些都是父母的错。但问题是，又有几个原生家庭是完美而幸福的呢？有谁生来就会做一个一百分的父母?

　　我们前面讲，心理创伤的治疗，强调每个人都有选择的权力。受伤的人可以选择用过去的创伤来解释现在一切的不顺利，也可以选择不再把自己放到弱者的位置上，选择自己照顾自己、自己爱自己、自己对自己负责。

　　对于那些陷在原生家庭创伤中的人来说，我认为他们对父母是怨恨而不是恨。怨恨是因为渴望得到爱而没有获得。每个人都渴望得到爱，对一个婴儿来讲，只有获得父母的爱，才能生存下去，这是人的本能。而这种爱，是无条件的、不管发生什么、不管什么时候都会在的爱。

　　如果一个人没有得到这种爱，可能是因为他的父母不知道怎么爱他，也没有从上一辈那里学会怎么爱自己的孩子，甚至学会的恰恰是伤害性的方式。而另一个亲子冲突的原因，可能源于过去 40 多年迅速发展、变化的世界，互联网的出现使得两代人之间的价值观差距越来越大，并且难以弥合分歧。如果当代父母还坚持简单地将自己在青春期形成的价值观强加给互联网时代的孩子，那么亲子之间的冲突就难以避免。

　　我经常告诉我的来访者，如果你的父母是那种不会爱你甚至会伤害你的父母，而你总希望他们能够变成你理想中的父母，那你的愿望可能很难实现。所以我的第二个建议是，不要把"让自己变得更好"这个目标，建立在别人，哪怕是父母改变的基础上。如果父母的行为模式确实有问题，而且无法改变，你可以与他们保持距离。

我在临床上观察到，不管一个人经历了什么类型的创伤，如果他能再次感受到自己被无条件地信任和爱，都会对实现创伤后成长有很大的帮助。

所以我的最后一个建议，就是在生活中重新寻找一个会爱你的人，去新建或者重建美好的亲密关系。这个人可能是你的伴侣，也可能是你的孩子。

当你为了建立亲密关系而努力的时候，可能会遇到挫败，因为你也没有从父母那里学会如何与人相处，不知道如何赢得好的亲密关系。你甚至可能不知道，你的原生家庭把你变成了一个也许挺难相处的人。那个时候你可能会觉得，再也不会有人爱自己了。别放弃，这个时候你可以试着去寻求专业心理咨询的帮助。我们前面说过，一个好的心理咨询师，会是一根好的拐杖，助你在寻求亲密关系的路上前行。他也会是黑暗中的一盏灯，助你真正地了解自己，知道自己的问题在哪里、怎么去改变。

所谓创伤后成长，是指一个人在经历创伤之后，更加深刻地理解了生命的价值和意义所在，甚至产生行为、生活方式的改变。面对亲人离世的创伤，学会对生命进行反思和提问，是实现成长的有效途径。面对来自原生家庭的创伤，不把自己放到受害者的位置上、不把自己的改变建立在别人先改变的基础上，都对实现成长很有帮助。对所有人来说，新建或者重建美好的亲密关系，都是实现创伤后成长的有效方法。

　　最后，我想用一两句话来总结一下这本书。我觉得创伤可以说是一个人成长的背景。祖辈、父母辈所经历的创伤，会通过他们的言语、行为和家庭内的互动模式影响后辈（依恋在其中也起着重要的作用），进而成为后辈的创伤来源，持续地影响他们此后的亲密关系、身心健康等方面。不可否认的是，创伤会对人产生长期、负面的影响，会给人造成各种功能的损害。但从另一个角度来说，我们也应该或者说必须看到创伤能够对人的成长产生促进作用。创伤能够使经历创伤的人对自己的生命和价值有更深入的认识，这不仅是意义治疗的观点，也是被普遍认同的观点。

北京阅想时代文化发展有限责任公司为中国人民大学出版社有限公司下属的商业新知事业部，致力于经管类优秀出版物（外版书为主）的策划及出版，主要涉及经济管理、金融、投资理财、心理学、成功励志、生活等出版领域，下设"阅想·商业""阅想·财富""阅想·新知""阅想·心理""阅想·生活"以及"阅想·人文"等多条产品线，致力于为国内商业人士提供涵盖先进、前沿的管理理念和思想的专业类图书和趋势类图书，同时也为满足商业人士的内心诉求，打造一系列提倡心理和生活健康的心理学图书和生活管理类图书。

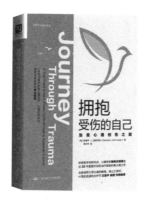

《拥抱受伤的自己：治愈心理创伤之旅》

- 一本助你重新拼起心理碎片，从创伤中走出，重获完整自我的专业指南。
- 哈佛医学院研究员、心理学家施梅尔泽博士近 30 年重复性创伤治疗经验的集大成之作。
- 北京师范大学心理学教授、博士生导师、中国首批创伤治疗师王建平教授作序推荐。

《原生家庭：影响人一生的心理动力》

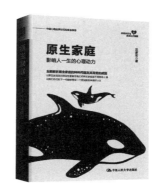

- 全面解析原生家庭的种种问题及其背后的成因，帮助读者学到更多"与自己和解"的智慧。
- 让我们自己和下一代能够拥有一个更加完美幸福的人生。
- 清华大学学生心理发展指导中心副主任刘丹、中国心理卫生协会家庭治疗学组组长陈向一、中国心理卫生协会精神分析专业委员会副主任委员曾奇峰、上海市精神卫生中心临床心理科主任医师陈珏联袂推荐。

《喵得乐：向猫主子讨教生活哲理》

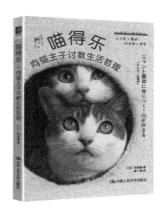

- 没有难过的日子，只有自在的主子……
- 一本带你"吸猫"，从猫咪身上获得力量，促进自身成长的书。

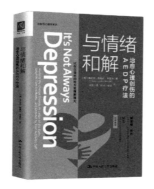

《与情绪和解：治愈心理创伤的 AEDP 疗法》

- 加速的体验性动力学心理治疗（AEDP）创始人戴安娜·弗霞博士、AEDP 认证治疗师和督导师叶欢博士作序推荐。
- 借助变化三角模型，倾听身体，发现核心情绪，释放被阻断的情绪，与你的真实自我相联结。
- 让你在受伤的地方变得更强大。

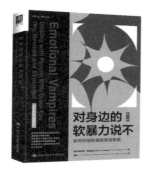

《对身边的软暴力说不：如何识别和摆脱情感勒索》

- 剖析情感勒索者行为背后的心理病症与惯用伎俩。
- 识别身边打着爱与关心的旗号企图操纵你的情感勒索者。
- 彻底改变令人窒息的亲密关系和人际关系。